Alexandra Glück

Selbst-Bilder

Alexandra Glück

Selbst-Bilder

Der Individuationsprozess in der Kunsttherapie

Tectum Verlag

Alexandra Glück

Selbst-Bilder
Der Individuationsprozess in der Kunsttherapie

ISBN: 978-3-8288-2692-2

Umschlagabbildung: photocase.com © Thomas K.
Umschlaggestaltung: Norman Rinkenberger | Tectum Verlag
Printed in Germany

Besuchen Sie uns im Internet
www.tectum-verlag.de

Bibliografische Informationen der Deutschen Nationalbibliothek
Die Deutsche Nationalbibliothek verzeichnet diese Publikation in der Deutschen Nationalbibliografie; detaillierte bibliografische Angaben sind im Internet über http://dnb.ddb.de abrufbar.

INHALT

Einleitung

In den zurückliegenden Jahren meines Kunsttherapiestudiums begegnete mir immer wieder der Begriff der Individuation. Woher kommt dieser Begriff und was ist damit gemeint? Ich machte mich auf den Weg diese Fragen zu klären.

Während meines Praxissemesters in einem Fachkrankenhaus für Psychiatrie und Neurologie konnte ich beobachten, dass viele Bilder wie eine folgerichtige Erzählung wirken. Sie zeigen eine Entwicklungsspur auf. Es scheint, als ob die Bilder den archetypischen Mustern der Persönlichkeitsreifung folgten. C. G. Jung beschreibt diese Entwicklung als Individuationsweg. Er entdeckte, dass jedem Mensch eine Tendenz zur Entwicklung und Reifung innewohnt. Genau diese Tendenz konnte ich in vielen Bildern wahrnehmen. Ich hatte den Eindruck, dass sich in den entstandenen Bildern ein innerer Prozess abbildet, in dem sich die Individuation spiegelt. Zusammengefasst lässt sich vermuten, dass die in den Bildern enthaltenen Symbole die verschiedenen Entwicklungsschritte des Individuationsweges kennzeichnen. In mir stiegen neue Fragen auf.

Welche Rolle spielt die Individuation im Kontext der Kunsttherapie? Wie lässt sich das Wissen über die Individuation in das kunsttherapeutische Arbeiten integrieren?

Lassen sich die Bilder den verschiedenen Phasen des Individuationsprozesses zuordnen? Lässt sich der natürliche Individuationsprozess durch die Kunsttherapie fördern?

Auf der Suche nach Antworten ergab sich das Thema der hier vorliegenden Arbeit. Es ist mein Ziel, die Bedeutung des Individuationsprozesses herauszuarbeiten und einen Bezug zur Kunsttherapie herzustellen.

Die umfassende Literatur machte es mir nicht leicht einen strukturierten Einstieg zu finden. Ich habe mich entschieden, meine Arbeit in zwei Teile zu gliedern. Der 1. TEIL beinhaltet die elementaren Grundlagen, die für die theoretische Darstellung des Individuationsprozesses wichtig sind und bildet somit die Basis für meine Diplomarbeit.

Nach einer kurzen Einführung in das Entwicklungsprinzip im Menschenbild von C. G. Jung werde ich die Phasen des Individuationsprozesses anführen. C. G. Jung teilt den Individuationsprozess in die erste und zweite Lebenshälfte ein. Zu Beginn werde ich die Inhalte der ersten Lebenshälfte aufzeigen. Es findet eine Entwicklung vom Selbst zum Ich statt. Im Anschluss folgt ein Bezug zur zweiten Lebenshälfte. Sie beinhaltet den Weg vom Ich zum Selbst. Mit diesem 1. TEIL soll eine Art „Leitfaden" geschaffen werden, der eine Orientierung über die verschiedenen Entwicklungsstadien bietet.

In meiner Auseinandersetzung stütze ich mich vorrangig auf Literatur von und über C. G. Jung, da das Konzept der Individuation auf ihn zurückgeht. Das Ausgeführte wird ergänzt durch die Anschauungen von Erich Neumann, der ein Schüler Jungs war und sein Werk weiterführte. Er stellte fest, dass sich in den Mythen archetypische Entwicklungsstadien des Bewusstseins nachweisen lassen. Auch ich versuche, immer wieder auf die mythologischen Erklärungen in Bezug zum Individuationsprozess zurückzugreifen. Die im Mythos enthaltenen Probleme sind die Selben, die auch Menschen der heutigen Zeit beschäftigen und die uns in der kunsttherapeutischen Praxis begegnen werden.

In TEIL 2 möchte ich einen Weg aufzeigen, wie die theoretischen Erkenntnisse, die praktische Arbeit der Kunsttherapie gewinnbringend ergänzen können. Es ist mir ein Anliegen, den Individuationsprozess im Kontext der Kunsttherapie zu beleuchten.

Hierbei erscheint es mir wichtig, auf die therapeutische Arbeit mit den Archetypen sowie die Wichtigkeit der Besprechung des gestalteten Materials einzugehen. Des Weiteren wird es um den schöpferischen sowie den blockierten Dialog mit dem Unbewussten gehen. Auch möchte ich auf verschiedene kunsttherapeutische Methoden zu sprechen kommen, die zur Förderung des Individuationsprozesses beitragen können.

Das letzte Kapitel beinhaltet die skizzenhafte Darstellung eines Kunsttherapieverlaufs. Ich werde hierbei den Versuch unternehmen, die entstandenen Werke, anhand des bisher aufgezeigten „Leitfadens", mit den Phasen des Individuationsprozesses in Verbindung zu setzen. Ich möchte betonen, dass es sich hier nicht um unverrückbare Wahrheiten handelt, sondern um eine von vielen Möglichkeiten um Rückschlüsse zu ziehen.

In diesem letzten Teil sind es vor allem die Schriften von Verena Kast, Ingrid Riedel und Jolande Jacobi, die mir von großer Wichtigkeit erscheinen. Abbildungen und Patientenbilder werden durchgängig in den Text eingestreut, um dem Leser den theoretischen Inhalt zu verdeutlichen.

Das Werk C. G. Jungs, das das Wissen um den Individuationsprozess beinhaltet, hat in den letzten Jahren unterschiedliche Reaktionen ausgelöst. Die einen stimmen ihm vorbehaltlos zu, die anderen reagieren mit Ablehnung. Auch heute noch scheiden sich die Geister an der Analytischen Psychologie. Dies ist für mich ein Hinweis, dass das Gedankengut Jungs auch im aktuellen Kontext zu einer lebendigen Auseinandersetzung einladen kann.

Mit der folgenden Arbeit möchte ich das Interesse des Lesers am Individuationsprozess wecken und eine Nutzbarkeit für die Kunsttherapie aufzeigen.

TEIL 1:

Die Bedeutung des Individuationsprozesses

„Individuation bedeutet: zum Einzelwesen werden, und, insofern wir unter Individuation unsere innerste, letzte und unvergleichbare Einzigartigkeit verstehen, zum eigenen Selbst werden. Man könnte ‹Individuation› darum auch als ‹Verselbstung› oder als ‹Selbstverwirklichung› übersetzen."
(JUNG 1964 S. 191)

1. Das Entwicklungsprinzip im Menschenbild C. G. Jungs

„Im Weltbild der Jungschen Psychologie gilt, dass das, was außen ist, auch innen, was innen, auch außen ist." (KAST 1998b S. 20).

In diesem ersten Punkt möchte ich einige grundlegenden Gedanken ansprechen, die das Prinzip der Entwicklung im Menschenbild C. G. Jungs erklären.

Das Konzept Jungs bezieht sich auf eine natürliche Entwicklungstendenz, die in jedem Lebewesen vorhanden ist und zu einer lebenslangen persönlichen Entwicklung führt. Somit beesitzt jeder Mensch die Fähigkeit zu wachsen und sich zu entwickeln. Nach Jung werden viele Probleme gelöst, indem diese Entwicklungstendenz angeregt wird. So ist der Mensch fähig, seine Probleme zu „überwachsen", da er sie aus einer anderen Perspektive betrachtet. Dieser Prozess wird von Jung als Individuationsprozess beschrieben (KAST 2003 S. 118). Die Psychologie Jungs ist von einem Menschenbild geprägt, das den Menschen in einem umfassenden Sinnzusammenhang sieht. Der Mensch steht in schöpferischer Wandlung und erlebt die fehlende Wandlung als bedrückend (KAST 1990 S. 9.).

Dem Gedankengut Jungs folgend, erklärt JACOBI (2006), dass der kranke oder sinnentleerte Mensch seine Probleme als groß und unlösbar ansieht. Genau dies muss er tun, da dies die notwendige Polarität ausdrückt, welche jedem selbstregulierenden System zugrunde liegt. Diese Probleme können nicht gelöst, sondern nur „überwachsen" werden. Jung bezeichnet dieses „überwachsen" als eine Niveau-Erhöhung des Bewusstseins. Irgendein weiteres Interesse kommt hinzu, der Horizont der Person erweitert sich und das unlösbare Problem verliert die Dringlichkeit. Das Problem verblasst gegenüber einer neuen Lebensrichtung, ohne logisch gelöst zu werden (S. 134).

Das Menschenbild Jungs und sein Therapiekonzept läßt sich mit dem Bild eines Baumes vergleichen, der einen Wachstumsprozess durchläuft. Bei Wachstumsstörungen wäre der Weg zur Heilung ein Weg des Stützens und Stärkens der Wachstumskräfte. Beim Menschen geht es um das Ausprägen der ureigenen Gestalt. Jung nennt diesen Vorgang den Individuationsprozess. Es ist also wichtig herauszufinden, auf welche Gestalt jedes Individuum angelegt ist (RIEDEL & HENZLER 2004 S. 15).

Das therapeutische Vorgehen ist bei Jung von einem prospektiv-finalen Ansatz geprägt. Hiermit meint er den „Blick nach vorne" in eine sinngebende und zielführende Richtung (ROTH 2003 S. 194).

Dem Entwicklungsgedanken Jungs liegt die Idee zugrunde, sich auf die Ressourcen des Menschen zu beziehen. Diese liegen vor allem in der schöpferischen Fantasie, der Imagination und der Kreativität (KAST 2003 S. 120). Die Entwicklung des Schöpferischen und damit der Selbstwirksamkeit wird von KAST (2004) als ein Kernanliegen der Jungschen Therapie bezeichnet (S. 7). Jung sieht das Schöpferische als ein wichtiges Entwicklungsprinzip. Er bezeichnet das Unbewusste als Quelle des Schöpferischen und somit als zentrale Kraft, die den Mensch zur Entfaltung anregt. Jung empfindet es als äußerst wichtig, der Kreativität und den schöpferischen Impulsen aus dem Unbewussten Ausdruck zu verleihen. Die Entfaltung der schöpferischen Impulse führt zu Wandlung und trägt somit zu Heilung und Ganzwerdung bei (MÜLLER 2003 S. 374). Durch die schöpferische Veränderung gelangt die Psyche aus einem Ungleichgewicht ins Gleichgewicht und kann sich den Anforderungen der Außen- und Innenwelt anpassen.

Indem Menschen die Bilder ihres Unbewussten gestalten, setzen sie Kräfte der Selbstgestaltung frei. Dies fördert den Individuationsprozess, der letztlich ein natürlicher Prozess ist (RIEDEL u.a. 2004 S. 21). Das Wissen um die Selbstregulierung gehört zur Grundidee der Analytischen Psychologie. Der Individuationsprozess wurde von Jung als Methode und Weg zur Erweiterung der Persönlichkeit herausgearbeitet. Er besteht in einer schritt weisen Annäherung an die Inhalte und Funktionen der psychischen Gesamtheit. Der Weg der Individuation ist ein Weg der Selbsterkenntnis und der Selbstregulierung. Vor allem in der klinischen Praxis gibt die Krankheit den Anlass diesen Weg zu gehen. Genauso gut kann aber die Sehnsucht, einen Sinn im Leben zu finden, diesen Anlass geben. Es besteht die Möglichkeit, die schöpferischen Kräfte des Unbewussten zu aktivieren und ihrer bewussten Einbeziehung in das Ganze der Psyche zu begegnen (JACOBI 2006 S. 132f.). Der schöpferische Prozess ereignet sich im Dialog zwischen dem Bewusstsein und dem Unbewussten. Zum Unbewussten zählen die archetypische Struktur sowie die Komplexe (KAST 2003 S. 124). Ein schöpferischer Lebensstil führt dazu, dass sich der Mensch auf seine Probleme, seine Umwelt und Mitwelt sowie seine eigene Tiefe bezogen weiß (KAST 1990 S. 7).

Alle Entwicklungsprozesse, sowohl körperlicher wie auch psychischer Art, gehen letztlich vom Selbst aus und werden von ihm organisiert. So benennt MÜLLER (2003) das Selbst als den zentralen Begriff der analytischen Psychologie. Es enthält alles allgemein menschliche, archetypische und individuelle Potential. Die Entwicklungsmöglichkeiten sind im Selbst als Potenz angelegt.

Die Realisierung der Entwicklungsmöglichkeit hängt hierbei von einer fördernden oder hemmenden Mit- und Umwelt ab (S. 376). Vom Selbst gehen verschiedene Signale wie z.B. Träume, aber auch Krankheiten, neurotische Symptome oder unverhoffte Schicksalswendungen aus. Diese können als Regulationsimpulse verstanden werden. Oft übersteigen sie das Fassungsvermögen des Ich-Bewusstseins und können erst im Nachhinein als sinnorientiert angesehen werden. Wenn das Ich jedoch die Botschaft des Selbst versteht kommt es zur Regulation. Das neu angestrebte Gleichgewicht kann sich erfüllen (ADAM in MÜLLER 2003 S. 382).

Zum Entwicklungsprinzip im Menschenbild C. G. Jungs gehört auch das Wissen um archetypische Strukturen und Entwicklungsanlagen, die im Unbewussten eines jeden Menschen vorhanden sind. ROTH (2003) benennt die Archetypenlehre als das Kernstück der Jungschen Psychologie. Während seiner jahrelangen Selbsterfahrung entdeckte Jung das kollektive Unbewusste. Er bezeichnet es als psychischen Bereich, der weit über die individuell erworbenen Inhalte hinausreicht (S. 94). Die folgende Abbildung zeigt die verschiedenen Ebenen der Psyche und des Unbewussten.

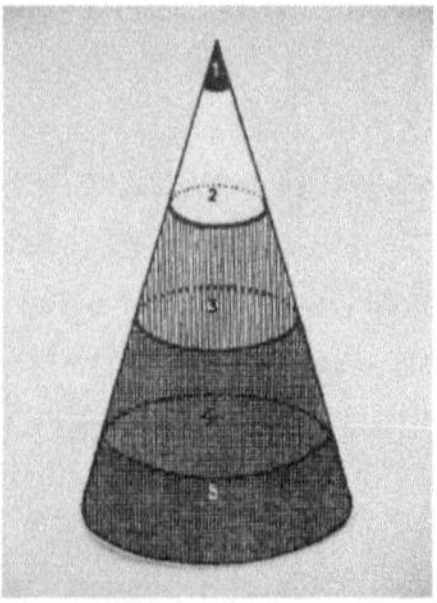

„1 = Das Ich;

2 = Das Bewusstsein;

3 = Das persönliche Unbewusste;

4 = Das kollektive Unbewusste;

5 = Der nie bewusst zu machend Teil des Unbewussten."

(KNOLL in MÜLLER 2003 S. 440).

Abb. 1: Verschiedene Ebenen der Psyche und des Unbewussten

ROTH (2003) schreibt dem kollektiven Unbewussten eine autonome Entwicklungstendenz zu. Hiermit meint er die Fähigkeit, selbsttätig Prozesse in Gang zu setzen, die der Persönlichkeitsreifung dienen und zu Wandlungsprozessen führen. Nach Jung können diese Prozesse unterschwellig ablaufen, wie z.B. die psychische Entwicklung vom Säugling zum Erwachsenen. Sie werden vom kollektiven Unbewussten gesteuert, indem je nach Lebensphase spezifische menschliche Urerfahrungen genutzt werden. Damit werden archetypische Konstellationen aktiviert und sorgen für die notwendigen Reifungsschritte. Auch kann das kollektive Unbewusste in aktuelle, schwierige Lebenssituationen eingreifen, indem eine kreative und hilfreiche Antwort aus dem Unbewussten sinnvoll ist.

Jung sieht das kollektive Unbewusste somit als sehr wichtige Grundausstattung der menschlichen Psyche (S. 94).

Im Wörterbuch der analytischen Psychologie definiert MÜLLER (2003) die im Unbewussten enthaltenen Archetypen als genetisch verankerte, evolutionär erworbene Bereitschafts- und Reaktionssysteme des menschlichen Organismus (S. 31). Jung geht davon aus, dass Archetypen vererbte Strukturelemente der menschlichen Psyche sind. Sie lassen sich als Niederschlag der menschlichen Urerfahrung verstehen und stellen angeborene Möglichkeiten zum Wahrnehmen und Verstehen dar (ROTH 2002 S. 98).

Auch formuliert ROTH (2002), dass Archetypen den strukturellen Untergrund der Psyche bilden. Sie entfalten von dort die archetypischen Kräfte und Wirkungen, indem sie Symbole oder Symbolhandlungen in sinnvoller Weise hervorbringen und damit dem Bewusstsein zugänglich machen. Dadurch nehmen sie fördernden Einfluss auf seelische und geistige Entwicklungsprozesse und die Individuation (S. 101). JACOBI (2006) erklärt, dass der im Unbewussten liegende Archetyp in unser Leben eingreift und dort die Führung übernimmt. Die Aufgabe eines jeden ist es dann, seine Projektionen aufzuheben und seine Inhalte ins Bewusste zu heben (S. 55).

2. Allgemeine Charakterisierung der Individuation

„Ich gebrauche den Ausdruck der ‹Individuation› im Sinne jenes Prozesses, welcher ein psychologisches ‹Individuum›, das heißt eine gesonderte, unteilbare Einheit, ein Ganzes, erzeugt." (JUNG 2002 S. 293)

Um dem Leser einen guten Einstieg und einen umfassenden Überblick zu ermöglichen, möchte ich mit einer allgemeinen Charakterisierung der Individuation beginnen.

Woher kommt der Begriff der Individuation? Dieser Begriff geht zurück auf einen Alchemisten des 16. Jahrhunderts. Jung hat diesen Begriff jedoch von Arthur Schopenhauer übernommen und wandte ihn auf die Psychologie an. Im Buch „Psychologische Typen" von 1921 erschien seine früheste Definition (SAMUELS 1989a S. 107). Was ist mit dem Begriff der Individuation gemeint?

Es lässt sich schwer in Worte fassen, was das Unbewusste und der Individuationsprozess an sich sind. Die Idee ist, einige ihrer relativ typischen Manifestationen zu beschreiben (FRANZ in JUNG, FRANZ, HENDERSON, JACOBI & JAFFÉ 2003 S. 164)

MÜLLER (2003) benennt die Individuation als ein Selbstwerden, Selbstentwickeln und Selbstentfalten der menschlichen Persönlichkeit. Dies geschieht durch das Aufnehmen von möglichst vielen unbewussten und bewussten Anteilen, die die Persönlichkeit konstituieren (S. 194). KAST (1990) beschreibt den Individuationsprozess als dialogische Auseinandersetzung zwischen dem Bewusstsein und dem Unbewussten (S. 9).

Dazu formuliert Sie: „Der Individuationsprozess ist ein konsequentes fragen nach ‹mir selbst› in der Beziehung zu meinem Unbewussten, meinen Mitmenschen, der Mitwelt" (KAST 2003 S. 120). Weiter spricht MÜLLER (2003) die Grundvoraussetzung der Individuation an. Das Selbst wird nach Ansicht Jungs als Ausdruck des Ganzen, als Vollständigkeit der Persönlichkeit, verstanden. In der Individuation geht es also nicht primär um die Ich-Entwicklung, obwohl diese sehr wichtig ist, sondern um die Realisierung der Ganzheit des Selbst (S. 194).

JUNG (1987) spricht von einer großen Begriffsverwirrung, wenn der Individuationsprozess mit der Bewusstwerdung des Ichs verwechselt wird und damit das Ich mit dem Selbst identifiziert wird (S. 252). Der Individuationsprozess in seiner Ganzheit wird von JACOBI (2006) als spontaner, natürlicher und autonomer Ablauf innerhalb der Psyche beschrieben, der jedem Menschen potentiell mitgegeben ist. Dieser Entfaltungsprozess bildet die psychische Parallele zum Wachstums- und Alterungsprozess des Körpers (S. 109).

KAST (1998) benennt die Individuation auch als Weg zur größeren Ganzheit. Im Jungschen Verständnis entspricht diese Ganzheit dem Selbst. Es geht weit über das Ichbewusstsein hinaus und umfasst die Vergangenheit, die Gegenwart und die Zukunft der Persönlichkeit. Die Ganzheit ermöglicht, immer mehr Aspekte der eigenen Persönlichkeit zu sehen und zu leben. Das, was im Leben ansteht, kann dann auch gelebt werden (S. 11).

Der Individuationsprozess wird oft als Differenzierungsprozess bezeichnet. Die Einzigartigkeit eines Menschen soll zum Ausdruck kommen.

Hierzu gehört das Annehmen von sich selbst mit all den Schwierigkeiten und Möglichkeiten, die zu einem gehören (KAST 1990 S. 10). Weiter wird der Prozess der Individuation auch als Integrationsprozess bezeichnet. Im Laufe eines Lebens integriert der Mensch verschiedene Seiten seiner Person, die zu ihm gehören. Anregung zu dieser Entwicklung kommt zum einen aus dem Unbewussten und zum anderen aus der Auseinandersetzung mit der Mitwelt. Der Individuationsprozess ist zudem ein Prozess der Abgrenzung. Der Mensch erlangt mehr Autonomie und Freiheit. Hierzu gehört eine bewusste Auseinandersetzung mit dem kollektiven Bewusstsein, zu dem Autoritäten, Rollen und Normen zählen (KAST 2003 S. 119). Somit ist der Individuationsprozess zum einen ein interner, subjektiver Integrationsvorgang. Andererseits ist er auch ein Beziehungsvorgang. Die Entwicklung von Autonomie verläuft immer zusammen mit der Entwicklung von Beziehungsfähigkeit (KAST 1990 S. 12f.). JUNG (1958) drückt sich hierzu folgendermaßen aus: „Die Beziehung zum Selbst ist zugleich die Beziehung zum Mitmenschen, und keiner hat einen Zusammenhang mit diesem, er habe ihn denn zuvor mit sich selbst“ (S. 248). Hierzu erklärt KAST (1990), dass Selbstwerdung immer auch Beziehungsgestaltung ist (S. 141).

Das Einlassen auf den Individuationsprozess führt laut MÜLLER (2003) zu mehr Lebenssinn und Lebensfülle. In einer Beziehung mit dem Selbst ist man im Kontakt mit der Quelle, dem Schöpferischen des Lebens. Im Individuationsprozess, der als archetypischer Prozess auch ein allgemeinmenschlicher Prozess ist, wird der Mensch mit verschiedenen Grundfragen des Lebens konfrontiert. Je nach Lebensalter stehen verschiedene Herausforderungen an.

Es ist Aufgabe eines jeden diese Anforderungen in Eigenverantwortung zu lösen und seine individuelle Antwort zu finden (S. 195).

MÜLLER (2003) formuliert dies so: „Aus der Summe der einzelnen individuellen Antworten auf die einzelnen Herausforderungen ergibt sich die individuelle Persönlichkeit als individuierte Persönlichkeit“ (S. 195).

JACOBI (2006) ergänzt, dass Individuation nicht mit Individualismus oder Egoismus verwechselt werden darf.

Die errungene Ganzheit eines Menschen ist durch Bewusstes und Unbewusstes als Einzel- wie als Kollektivwesen immer auf das Ganze der Welt bezogen (S. 108).

Individuation lässt sich nach ROTH (2003) als lebenslange Aufgabe verstehen, die auf den entwicklungsfördernden Kräften der Archetypen beruht. Diese sind bereits von Geburt an wirksam (S. 174). Inhalt der Individuation ist nach MÜLLER (2003) die Differenzierung und Integration der Persönlichkeit. Dies geschieht in Abhängigkeit, Spannung und Auseinandersetzung mit dem kollektiven Unbewussten und dem Selbst sowie der Mit- und Umwelt. Somit ist Individuation einerseits ein einmaliger individueller Prozess, andererseits ist dieser Ausdruck von archetypischen, existenziellen Grundthemen der Menschheit. Diese konstellieren sich im jeweiligen Menschen und müssen dann schöpferisch bewältigt werden (S. 196).

SAMUELS, SHORTER & PLAUT (1989a) erklären, dass sich der Mensch bewusst wird, dass er zum einen ein einzigartiges Wesen und gleichzeitig aber auch nicht mehr als ein gewöhnliches Individuum ist (S. 106).

Der Individuationsprozess, wie er von Jung beschrieben wird, bildet verschiedene archetypischen Symbole als „Wegweiser und Meilensteine“, deren Gestaltungs- und Erscheinungsform von Mensch zu Mensch verschieden ist (JACOBI 2006 S. 110). Auch KAST (2003) benennt, dass im Verlauf des Prozesses verschiedene Archetypen belebt werden (S. 121).

Ziel des Individuationsprozesses ist es, dass jeder Mensch im Laufe seines Lebens immer mehr der oder diejenige wird, die er eigentlich ist. Es geht vor allem darum, immer echter, immer stimmiger und immer mehr sich selbst zu werden. Zusammengefasst ist die Individuation sowohl ein Prozess, als auch ein Ziel (KAST 2004 S. 8).

3. Die Phasen des Individuationsprozesses

„Ganzwerden ist eine Utopie. Wir sind bestenfalls auf dem Weg."
(KAST 1998 S. 15)

Der Individuationsprozess beschreibt einen sehr umfassenden und vielschichtigen Weg. Ein kurzer Überblick soll dem Leser an dieser Stelle zu Orientierung verhelfen.

Der Verlauf der Individuation ist in großen Zügen vorgezeichnet und weist formale Gesetzmäßigkeiten auf (JACOBI 2006 S. 110). Zu den spezifischen Ansätzen der Analytischen Psychologie gehört das Konzept der Unterscheidung des Individuationsprozesses in eine erste und eine zweite Lebenshälfte (MÜLLER 2003 S. 198). ROTH (2003) erklärt, dass die erste Lebenshälfte im Zeichen der Extroversion verläuft. Diese beschreibt in Jungs Konzept eine Haltung, die sich bevorzugt auf die Außenwelt hin orientiert. Sie stellt das Gegenteil der Introversion dar, welche für eine primäre Hinwendung zum eigenen Erleben der Innenwelt steht und in der zweiten Lebenshälfte an Wichtigkeit gewinnt (S. 58).

Aufgabe der ersten Lebenshälfte ist die „Initiation der äußeren Wirklichkeit" und die Entwicklung eines stabilen Ich (JACOBI 2006 S. 110). Die erste Lebenshälfte beinhaltet die Absonderung, Abgrenzung und Behauptung des Ich-Bewusstseins gegenüber dem Unbewussten (WALCH 2005 S. 5).

JACOBI (2006) erklärt, dass die beiden Lebenshälften gegensätzliche Vorzeichen tragen und sich gegenseitig bedingen und ergänzen (S110). Der Umbruch von der ersten in die zweite Lebenshälfte wird von Jung als „Lebenswende" bezeichnet. Auf der Lebenshöhe realisiert der Mensch, dass er allmählich mit dem Ende, dem Tod konfrontiert wird. Dies stellt für viele eine kritische Situation dar (JACOBI 1965 S. 31).

Das mittlere Erwachsenenalter, welches nach ROTH (2003) das ca. 40. bis 55. Lebensjahr betrifft, entspricht der endgültigen Zuwendung der zweiten Lebenshälfte (S. 176). In der zweiten Lebenshälfte kommt es nun zu einem umgekehrten Prozess. Der Schwerpunkt verschiebt sich von einer zwischenmenschlichen oder äußeren Ebene auf eine bewusste Beziehung zu innerpsychischen Prozessen. Hierzu gehört, dass die Abhängigkeit vom Ich durch eine Beziehung zum Selbst ergänzt werden muss. Weiter muss die Hingabe an äußeren Erfolg ergänzt werden durch ein Interesse an Sinn und geistigen Werten (SAMUELS u.a. 1989a S. 128).

Die zweite Lebenshälfte beinhaltet die Wiederannäherung des Ichs an das Selbst. Das Ich kann sich erneut an das Ganzheitszentrum, das Selbst anschließen. Der Unterschied besteht nun jedoch darin, dass sich das Ich nun bewusst ist (WALCH 2005 S. 5). Weiter lässt sich der Individuationsprozess in verschiedene Lebensphasen einteilen, in denen besondere Entwicklungsschwerpunkte im Vordergrund stehen (ROTH 2003 S. 175). Die Entwicklung des Ich-Bewusstseins erfolgt in archetypischen Stadien (NEUMANN 2004 S. 229). Neumann stellte fest, dass die nacheinander folgenden Urbilder der Mythen die Entwicklungsschritte des menschlichen Bewusstseins darstellen. Hierzu gehören die Schöpfungsmythen, die Heldenmythen und die Wandlungsmythen (WALCH 2005 S. 3). In der jeweiligen Phase sind unterschiedliche Archetypen bedeutsam (ROTH 2003 S. 175). Die archetypischen existentiellen Grundthemen konstellieren sich im Menschen und müssen dann schöpferisch bewältigt werden (MÜLLER 2003 S. 196).

JACOBI (2006) fügt hinzu, dass die Archetypen im Unbewussten liegen. In bestimmten Lebensphasen greifen sie in unser Leben ein und übernehmen dort die Führung. Jeder Mensch hat die Aufgabe seine Projektionen aufzuheben und die noch unbewussten Inhalte ins Bewusstsein zu heben (S. 55).

JUNG in WEHR (1995) erwähnt, dass der Archetyp „an sich" hypothetischer Natur und somit unsichtbar ist. Manifestiert werden „archetypische Bilder" oder archetypische Geschehensmuster wie sie in Mythen auftreten, so z.B. der Weg des Helden der Prüfungen bestehen muss (S. 205). C. G. Jung hat sehr viele verschiedene Archetypen und archetypische Motive beschrieben. Dazu gehören z.B. der Archetyp der Großen Mutter und des Großen Vaters, des Schattens sowie der Anima und des Animus, der Archetyp des Selbst, der Alten Weisen und des Alten Weisen sowie viele mehr. Die Motive sind in allen Kulturen die Gleichen und sind in Mythologie, Märchen aber auch religiösen Überlieferungen zu finden (MÜLLER 2003 S. 32). Auf die Bedeutung dieser archetypischen Motive und die Entwicklungsphasen, in denen sie überwiegend auftreten, werde ich im weiteren Verlauf meiner Arbeit genauer eingehen.

Aufgrund der sehr begrenzten Ausführungsmöglichkeiten einer Diplomarbeit ist es mir jedoch nicht möglich, alle archetypischen Bilder und Symbole zu erläutern. In den nachfolgenden Kapiteln möchte ich nur die symbolischen Gestalten anführen, die für die Hauptetappen des Individuationsprozesses wichtig sind. Ich habe versucht, den Individuationsprozess in verschiedene Phasen einzuteilen, in denen besondere Entwicklungsschwerpunkte im Vordergrund stehen. Diese Phasen brauchen bestimmte archetypische Kräfte um gelingen zu können.

3.1. Die erste Lebenshälfte: Vom Selbst zum Ich

> *„Wir sind - aber wir haben uns nicht, also werden wir erst."*
> (BLOCH in BACHMANN 1993 S. 5)

Wie auch der Titel „Vom Selbst zum Ich" ausdrückt, beginnt die Individuation beim Selbst. In einem ersten Schritt entwickelt sich das Ich aus dem Selbst heraus und entfernt sich mit voranschreitender Bewusstseinsentwicklung mehr und mehr von ihm. Ein Teil der Individuation ist demzufolge der Weg aus dem Selbst zum Ich. Genau dieser Weg ist Inhalt der ersten Lebenshälfte, den ich im Folgenden kurz skizzieren werde. In der zweiten Lebenshälfte, auf die ich unter Punkt 3.2. eingehen werde, verbindet sich das Ich nun erneut mit dem Selbst. Individuation beinhaltet somit auch die Wiederverbindung des Ichs mit dem Selbst.

MÜLLER (2003) benennt das Selbst und seine Selbstorganisation als Ausgangspunkt der Individuation (S. 197). CHRISTOFFEL (1989) bestätigt, dass das Selbst den Anstoß zur Individuation gibt. Gleichzeitig bildet es auch die Energiequelle und das Ziel dieses Weges (S. 21).

Mit der ersten Zellteilung beginnt die sich selbst organisierende Tätigkeit des Organismus. Von Geburt an sind im Menschen alle Funktions- und Entfaltungspotenzen der Persönlichkeit latent enthalten. Mit der Geburt verlässt das Kind den Zustand der ganzheitlichen Urgeborgenheit. Es kommt zur Trennung des beginnenden Ich-Bewusstseins von seiner unbewussten Einheit. Um den Verlust der Geborgenheit auszugleichen sucht das Kind bei seiner Bezugsperson regressive Rückkehr in die Ursprungseinheit (MÜLLER 2003 S. 197). Das Ich entsteht aus dem kollektiven Unbewussten heraus und ist somit eine Art „Ableger" des Selbst. Dem folgt, dass dem Archetyp des Selbst eine entscheidende Rolle zukommt (ROTH 2003 S. 175).

MÜLLER (2003) erklärt, dass das Kind im ersten Lebensjahr symbiotisch mit seiner mütterlichen Bezugsperson verbunden ist. Diese wird zum projizierten Träger des Selbst (S. 197). In der Auseinandersetzung mit den Eltern wird eine archetypische Struktur aktiviert, die dem Mütterlichen und dem Väterlichen entspricht. Daraus ergibt sich die Entwicklungsaufgabe der Loslösung in Bezug auf die Elternkomplexe (ROTH 2003 S. 175).

Die Urbeziehung des Kindes ist also dominiert vom Mutter- und Vaterarchetyp. Das Kind erfährt seine Eltern nicht nur in ihrer personalen Existenz, sondern auch in ihren archetypischen Urformen der großen Mutter und des großen Vaters.

Mit wachsendem Ich-Bewusstsein fängt das Kind an, sich vor der magisch-mythischen Welt zu fürchten. Sie wirkt übermächtig auf das noch schwache Ich. Im Verlauf der Entwicklung verliert das archetypische Mutterbild dann an Dominanz. Das Kind beginnt Selbstaspekte auf äußere Objekte wie Familienmitglieder und wichtige Bezugspersonen zu projizieren (MÜLLER 2003 S. 197).

In der Phase der Ablösung von den Eltern, in der es vor allem um den Gewinn von Autonomie geht, erhält der Archetyp des Helden eine besondere Bedeutung. Auch später noch ist es immer wieder seine Aufgabe, gegen den Sog des mütterlich „Verschlingenden" zu bestehen. Dem folgt ein weiterer Archetyp des Männlichen und des Weiblichen, der als Anima und Animus bezeichnet wird. Dieser Archetyp erwacht in der Adoleszenz und wird in der Projektion erster Verliebtheit erfahren (ROTH 2003 S. 175). SAMUELS (1989b) fasst zusammen und benennt, dass in der ersten Lebenshälfte das Helden-Ich um seine Befreiung von der Mutter kämpft. Weiter geht es um die Sicherung seiner Unabhängigkeit (S. 188).

In der ersten Lebenshälfte kommt es zur Ich-Bewusstseinsentwicklung die zu einer immer feiner werdenden Differenzierung des Selbst in seine Polaritäten führt. Die verschiedenen Aspekte des Selbst werden so unterscheidbar, erfahrbar und begrifflich fassbar. Das Ich-Bewusstsein kann diese Aspekte schließlich assimilieren. Jedoch können nicht alle Inhalte des Selbst integriert werden. Für die Persönlichkeitsentwicklung sowie die Ich-Bildung ist es erforderlich, dass sich das Individuum mit bestimmten Werten identifiziert und andere, diesen entgegenstehenden Werte abspaltet und abwehrt. Diese Abspaltung kommt durch die Auseinandersetzung des Individuums mit seiner Um- und Mitwelt, sowie durch die Werte und Normen, die ihm durch seine Bezugspersonen vermittelt werden. Der Mensch ist Lernprozessen ausgesetzt, in denen er allgemeingültige Normen übernimmt. Es bilden sich Persönlichkeitsaspekte heraus, die in der analytischen Psychologie Komplexe, Persona, Schatten, Animus und Anima genannt werden. Die Entwicklung des Ich-Bewusstseins wird durch die Wechselwirkung von Selbst und Umwelt gewährleistet. Mit Hilfe der Selbstorganisation steuert das Selbst die Ich-Entwicklung (MÜLLER 2003 S. 197f.).

MÜLLER (2003) begrenzt die erste Lebenshälfte bis zu einem Alter von ca. 35. - 45. Jahren. Ziel dieser ersten großen Etappe der Individuation ist im Idealfall der Gewinn von Autonomie, Selbstbewusstsein und Eigenverantwortung gegenüber eigenen Ansprüchen und Ansprüchen der Gesellschaft. Weiter können die beruflichen, sozialen und partnerschaftlichen Funktionen befriedigt und relativ störungsfrei erfüllt werden. Viele Menschen führen eine Beziehung oder sind verheiratet, haben Kinder und gehen einer Arbeit nach. Somit erreicht das Individuum seine soziale Position.

Die Persona ist gut entwickelt und ermöglicht dem Individuum somit einen angemessenen sozialen Umgang. Hinter der Persona bleibt die Persönlichkeit erlebbar. In Betrachtung unter archetypischer Perspektive steht die Kindheit unter der größtenteils unbewussten Dominanz der Mutter- und des Vaterarchetyps. Hingegen steht die Adoleszenz und das Erwachsenenalter unter der Dominanz des Helden- und des Eros-Prinzips (S. 198).

Die hier zusammengefassten Inhalte der ersten Lebenshälfte sollen einen groben Überblick geben. Im weiteren Verlauf meiner Diplomarbeit werde ich ausführlich auf die verschiedenen, aufeinander folgenden Entwicklungsschwerpunkte eingehen. Auch die Bedeutung der hier genannten archetypischen Erscheinungsformen werde ich in den anschließenden Kapiteln genauer herausarbeiten.

3.1.1. Das Selbst

Um die Phasen des Individuationsprozesses zu erklären, möchte ich an dieser Stelle mit dem Selbst beginnen und am Ende unter Punkt 3.2.2. mit dem Selbst zum Abschluss kommen. In beiden Unterpunkten ist von „dem Selbst" die Rede, jedoch besteht ein wesentlicher Unterschied. Das Selbst am Anfang, also in der ersten Lebenshälfte, ist unbewusst. Durch die Entwicklung des Ichs und über den Gewinn des bewussten Ichs erfährt sich das Selbst. Ziel der Individuation ist es, dass sich das Selbst in der zweiten Lebenshälfte selber erfährt.

In diesem Zusammenhang äußert JUNG (1964): „Die Anfänge unseres ganzen seelischen Lebens scheinen unentwirrbar aus diesem Punkte zu entspringen, und alle höchsten und letzten Ziele scheinen auf ihn hinauszulaufen (...) (S. 261).

Jung erklärt, dass das Selbst das psychische Leben initiiert. Auch beschreibt er die Verwirklichung des Selbst als Ziel (SAMUEL u.a. 1989a). Hierzu formuliert er: „Das Selbst ist das Ziel des Lebens, denn es ist der völligste Ausdruck der Schicksalskombination, die man Individuum nennt" (JUNG 1964 S. 263).

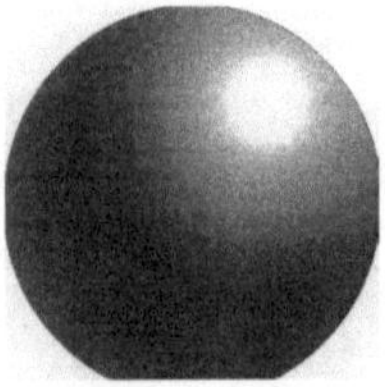

Müller (2003) verdeutlicht hierzu: „Das Selbst ist Zentrum wie Umfang der Persönlichkeit, ist Ursprung und Ziel und ein fortwährender sich wandelnder Prozess. Ein klassisches Symbol dafür ist die Kugel. Der Lichtfleck auf ihr stellt das Ich-Bewusstsein dar." (S. 377).

Abb. 2: Die Ganzheit des Selbst

Das Selbst ist eine umfassende archetypische Vorstellung das alle anderen archetypischen Aspekte in sich enthält (MÜLLER 2003 S. 377). Das Selbst bedient sich jeweils des Archetypen, der die nächste Phase der Bewusstseinsentwicklung bestimmt (WALCH 2005 S. 4). Der Archetyp des Selbst ist eine anordnende Instanz, die sinnvolle Prozesse ermöglicht. Dies beobachtet Jung in Träumen, Phantasien und gemalten Bildern. Sie sind zielgerichtet und beabsichtigen eine Wirkung, die auf Wandlung sowie Reifung ausgerichtet ist. Die Signale können als Regulationsimpulse verstanden werden. Alle Archetypen können sich nur in ihrer symbolischen Ausdrucksform dem Bewusstsein zeigen (ROTH

2003 S. 180). KAST (2003) beobachtet den Archetyp des Selbst in Formen wie z.B. dem Kreis und der Kugel. In diesem Erleben kann ein Lebensgefühl entstehen, das Selbstzentrierung erfahrbar macht. In diesem Zusammenhang gilt das Selbst auch als Archetypus der Ordnung und der Selbstzentrierung (S. 122f.).

RÖTHLISBERGER (1978) betrachtet das Selbst als etwas, das sowohl Bewusstes als auch Unbewusstes einschließt. Das Selbst strebt nach einer psychischen Ganzheit. Der Mensch im Individuationsprozess versucht, die Inhalte des Unbewussten bewusst zu machen. Dadurch wird das Bewusstsein erweitert, was zu einer immer reiferen Persönlichkeit des Individuums führt. Eine zentrale Eigenschaft des Selbst ist die Gegensätzlichkeit seiner Inhalte. Jung spricht hier von einer psychischen Polarität. Jedem Bewusstseinsinhalt entspricht ein Gegenstück im Unbewussten. Individuation beinhaltet die Vereinigung dieser Gegensätze im Bewusstsein. Diese Bewusstmachung ist oft ein Kampf. Es steht nie fest, ob das Bewusstsein der Stärkere ist oder ob das Verschlungenwerden vom Unbewussten das Resultat sein wird (S. 26ff.). Sobald sich ein Mensch seiner unbewussten Seele zuwendet, wird irgendwann das Bild des Selbst auftauchen. Es schenkt dann dem Ich seine Möglichkeiten zur Lebenserneuerung (FRANZ in JUNG u.a. 2003 S. 215).

Das Selbst bezeichnet nach MÜLLER (2003) eine sich selbst regulierende Einheit und eine polar-paradoxe Ganzheit, die alle Aspekte des Menschen beinhaltet. Er drückt dies folgendermaßen aus: "Es umfasst das Bewusste und das Unbewusste, das Körperliche wie das Psychische, das Innere und das Äußere, das Individuelle und das Kollektive, das Weibliche und das Männliche und das Helle und das Dunkle" (S. 376f.). Das Selbst organisiert und strukturiert alle Entwicklungsprozesse, körperlicher wie psychischer Art. Es ist Ausgangspunkt der Individuation. Die Entwicklungsmöglichkeiten sind im Selbst als Potenz angelegt. Je nachdem wie hemmend oder fördernd die Mit- und Umwelt ist können diese Aspekte realisiert werden. Das Selbst ist die bewusst- unbewusste Ganzheit des Organismus (MÜLLER 2003 S. 376).

Auch KAST (1998b) versteht das Selbst als Antrieb zu einer lebenslangen Entwicklung und kontinuierlichen Auseinandersetzung zwischen dem Ich und dem Unbewussten - bis hin zur angestrebten Ganzheit. Sie bezeichnet das Selbst als Ursache für die Selbstregulierung der Psyche (S. 11).

FRANZ in JUNG u.a. (2003) merkt an, dass wegleitende Impulse nicht aus dem Ich, sondern aus der seelischen Ganzheit, dem Selbst, stammen (S. 163). In diesem Zusammenhang erachte ich es als wichtig, auf das Selbst im Unterschied zum Ich einzugehen. Das Ich geht aus dem „kollektiven Urgrund" hervor und ist ein „Produkt" des Archetypen des Selbst. Das Ich kann als Repräsentant des Bewusstseins beschrieben werden (ROTH 2003 S. 178). Neumann bezeichnet das Ich als Zentrum des Bewusstseins. Das Selbst stellt das Zentrum der Gesamtpersönlichkeit dar (WALCH 2005 S. 3). Der bewusste Aspekt des Selbst ist somit das Ich-Bewusstsein. Dieses hilft dem Selbst sich zu orientieren und teilweise selbst zu reflektieren (MÜLLER 2003 S. 377).

„Das Selbst ist nicht nur Mittelpunkt", schrieb JUNG (1972a) „sondern auch jener Umfang, der Bewusstsein und Unbewusstes einschließt; es ist das Zentrum dieser Totalität, wie das Ich das Bewusstseinszentrum ist" (S. 59). JACOBI (2006) erklärt, dass der einzige Teil des Selbst, den wir kennen, das Ich ist. Mit jedem Versuch den Inhalt des Selbst zu beschreiben, stoßen wir jedoch an die Grenze unserer Erkenntnisse (S.130). Das Selbst fordert erkannt, integriert und verwirklicht zu werden. Jedoch kann nur ein Bruchteil dieser großen Totalität in das menschliche Bewusstsein aufgenommen werden. Die Beziehung vom Ich zum Selbst ist ein Prozess, der niemals endet. Ich und Selbst befinden sich in einer lebenslangen Interaktion, also in einem Prozess des gegenseitigen Ich-Selbst Bezugs.

Das Selbst braucht das Ich ebenso wie das Ich das Selbst (SAMUELS u.a. 1989a S. 198). Das Selbst kann zur Ganzheit werden. Jeder Mensch kann es in sich entfalten. Hierbei spielt das Verhältnis von Selbst und Ich eine Rolle. Hinter der Ich-Entwicklung steht das Selbst. Im aktuellen Leben kann sich das Selbst nur durch das Ich verwirklichen (KAST 1990 S. 14f.).

SAMUELS (1989b) definiert das Selbst im Sinne Jungs als „das Potential zur Integration der gesamten Persönlichkeit". In dieser Definition sieht er alle Aspekte eingeschlossen. Im Selbst ist die Möglichkeit enthalten „ganz" zu werden. Auf der Ebene der Erfahrung spricht Samuels von der Erfahrung des sich „ganz Fühlens" (S. 169f.). Der Individuationsprozess besteht in einer schrittweisen Annäherung an die Inhalte und Funktionen der psychischen Ganzheit (JACOBI 2006 S. 132).

Auch ich möchte mich mit jedem weiteren Kapitel schrittweise an diese Ganzheit annähern.

3.1.2. Das Ich: Ablösung aus der Einheit

Zu Beginn des Lebens herrscht die Übermacht des Unbewussten. Wie lässt sich diese Übermacht abbauen? Um diese Frage zu beantworten, möchte ich im Folgenden der Entwicklung des Ich aus dem Ich-Keim und seiner Beziehung zum Unbewussten nachgehen.

Neumann geht davon aus, dass die Entwicklung des Ich-Bewusstseins des Einzelnen die gleichen archetypischen Stadien aufweist wie die Bewusstseinsentwicklung der Menschheit. Demzufolge durchschreitet jeder Mensch in einer relativ gesetzmäßigen Abfolge die Stufen, die auch die Menschheit als Ganzes durchschritten hat (MÜLLER 2003 S. 49ff.).

Zu Beginn des Lebens spricht MÜLLER (2003) von einem präpersonalen Stadium, in dem Undifferenziertheit vorgefunden wird. In den mythologischen Stadien, auf die sich Neumann bezieht, beginnt die Bewusstseinsentwicklung mit dem Schöpfungsmythos. Dieses erste präpersonale Stadium wird von Neumann als uroborisch bezeichnet. Es gibt keine deutliche Unterscheidung von Subjekt und Objekt, Ich und Welt, Ich und Du, Innen und Außen. Auch gibt es zu diesem Zeitpunkt noch kein deutlich abgegrenztes Ich-Erleben. Neumann bezeichnet dies als Ganzheitserleben und Symbiose. Weiter spricht Neumann von einer unbewussten Ursprungseinheit, einem Gegensatzenthaltenden (S. 29ff.). Zu Beginn des Lebens ist das Ich also völlig mit dem Unbewussten verschmolzen. Das Ich und das Unbewusste sind noch nicht getrennt von einander.

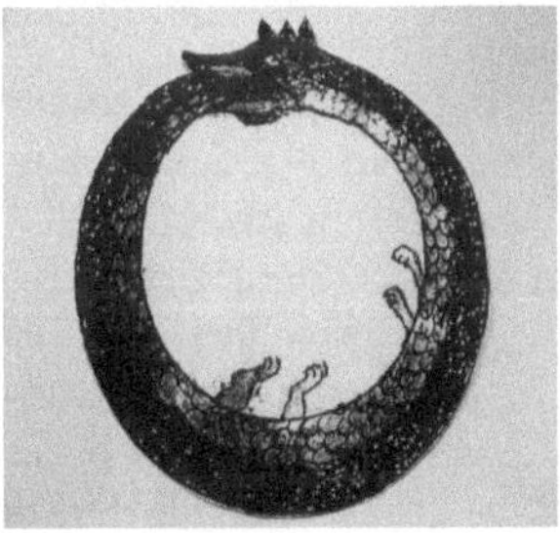

Hierzu ordnet Neumann das Symbol des Uroboros, dem Ur-Drachen des Anfangs. Er stellt eine „Kreisschlange“ dar und beißt sich selbst in den Schwanz. Dieser frühe Zustand wird beschrieben als ein Paradies, in dem die Vollkommenheit herrscht.

Abb. 3: Uroboros

Das Ich empfindet in seiner weiteren Entwicklung immer wieder die Sehnsucht, in diesen Zustand zurückzukehren. Der Uroboros erscheint dem unentwickelten Ich als Archetyp der Großen Mutter (WALCH 2005 S. 6).

Jung und Neumann verwenden das Motiv des Uroboros als Metapher für das Frühstadium der Persönlichkeitsentwicklung (SAMUELS u.a. 1989a S. 233). Das Stadium der frühen Kindheit steht unter dem Symbol des Uroboros.

Neumann spricht hier von einem Vor-Ich-Stadium (NEUMANN 2004 S. 271). Der Uroboros enthält und vereint nach Neumann auch die Ureltern. Aus diesen Ureltern entsteht in der weiteren Bewusstseinsentwicklung die Ur-Archetypen der Großen Mutter und des Großes Vaters (WALCH in MÜLLER 2003 S. 447). Auf diese werde ich später noch eingehen.

Zu diesem frühen Zeitpunkt ist zwar ein Ich-Keim, aber noch kein reflektierendes Ich-Bewusstsein vorhanden (MÜLLER 2003 S. 53). Das Unbewusste enthält den Ich-Keim wie der Mutterleib den Embryo (NEUMANN 2004 S. 281). Nach Neumann entsteht das Ich-Bewusstsein aus der unbewussten Kollektivpsyche. Das Ich-Bewusstsein entsteht aus dem Ich-Keim, der in diesem Ganzheitszentrum angelegt ist. Mit zunehmender Entwicklung kommt es zur Differenzierung. Das Selbst errichtet sich im Ich eine „Filiale". Daraus geht ein Ich-Komplex hervor, der sich als eigenständiges psychisches Zentrum erlebt (MÜLLER 2003 S. 54).

Im Weiteren geht es also darum, dass sich das Ich eigenmächtig etabliert (NEUMANN 2004 S. 302). Noch besitzt das Ich keine eigene Existenz. Immer wieder tauchen inselhafte Bewusstseinmomente auf. Das unbewusste Dasein wird kurz unterbrochen. Das Selbst wirkt hier in seiner unreflektierten Ganzheit. Der Ich-Keim löst sich immer wieder im Unbewussten auf. Neumann spricht hier vom uroborischen Inzest (NEUMANN 2004 S. 282ff.). Das noch schwache Ich löst sich häufig auf und kehrt sehnsuchtsvoll in diesen ursprünglichen, paradiesischen Zustand zurück. Viele Formen der Sucht und Sehnsucht meinen die Ich-Auflösung und die Rückkehr in den uroborischen Zustand. Damit sich ein Ich-Bewusstsein entwickeln kann, muss sich diese Einheit des Uroboros in seine Polaritäten differenzieren (WALCH in MÜLLER 2003 S. 446).

Im folgenden personalen Stadium spricht Neumann von der Systemtrennung, der Differenzierung und der Zentroversion. Die Zentroversion bezeichnet die gesamte Entwicklung, die vom Zentrum ausgeht. Sie drängt das Ich, nicht mehr Teil des Unbewussten zu bleiben. Es kommt zur Bildung des Ich-Zentrums und der Ich-Selbst-Achse. Diese Phase beinhaltet auch die Trennung der Ureltern (MÜLLER 2003 S. 51).

Neumann verwendet den Begriff der Weltelterntrennung oder Trennung der Ureltern, wenn die Urbeziehung, also die ursprüngliche Ganzheit der Welt, endet. Der Uroboros, der die Gegensätze enthält, tritt nun in die Gegensätze auseinander. Das Ich-Bewusstsein entsteht. Die Trennung der Ureltern führt zur Geburt des Ichs.

Mythologisch beschreibt Neumann dieses Stadium durch die Trennung von Himmel und Erde, von Oben und Unten, von Hell und Dunkel, von Tag und Nacht. Weiter kommt es zur Trennung in die Gegensätze von Außen und Innen, Gut und Böse, Ich und Du. Das Ich erlangt seine Unterscheidungsfähigkeit. Zu Beginn waren die Ureltern, also die Große Mutter und der Große Vater, noch im Uroboros vereint. Nun erscheinen sie getrennt. Nach der Trennung ist Bewusstsein möglich und im Gegensatz dazu erscheint das Unbewusste. Mit diesem Schritt löst sich das Ich-Bewusstsein aus dem Unbewussten heraus (NEUMANN 2004 S. 461).

Zu Beginn, in der matriarchalen Phase, war das Ich passiv enthalten und wurde vom Unbewussten gesteuert. Die Zentroversion und eine positive Urbeziehung bewirken, dass sich der Ich-Keim entwickelt. Dies geschieht so lange, bis sich das Ich selbst als Ich setzen kann. Es erkennt seine Unabhängigkeit. Das Ich kann sich vom Uroboros lösen, „Nein" sagen und sich ihm gegenüberstellen. Der Uroboros der zuvor Vater -und Mutterarchetyp enthalten hat, kann nun durch die Polarisierung in seiner Gegensätzlichkeit wahrgenommen werden (MÜLLER 2003 S. 462).

Dieser Entwicklungsschritt wird ca. im 3.-5. Lebensjahr umgesetzt. Mit diesem Schritt verliert das Ich auch seine Ganzheit. Diese Entwicklungstendenz geht vom Selbst aus und führt zu der Absonderung des Ich-Bewusstseins vom Unbewussten (WALCH 2005 S. 7). Der Schöpfungsmythos kann nun übergehen in den Heldenmythos, auf den ich im Punkt 3.1.4. eingehen werde.

Die folgende Abbildung versucht den Inhalt der unter diesem Punkt beschriebenen „Ablösung aus der Einheit“ skizzenhaft zusammenzufassen. SCHMEER (1998) erklärt, dass zu Beginn des Lebens das Ich als eine Komponente des Selbst existiert. Im weiteren Verlauf entwickelt sich das Ich aus dem Selbst heraus. Es kommt zur Differenzierung der Psyche. Eine Ich-Selbst-Achse bildet sich (S. 15). Der Begriff der Ich-Selbst-Achse ist von Neumann eingeführt worden. Ich und Selbst sind miteinander verbunden.

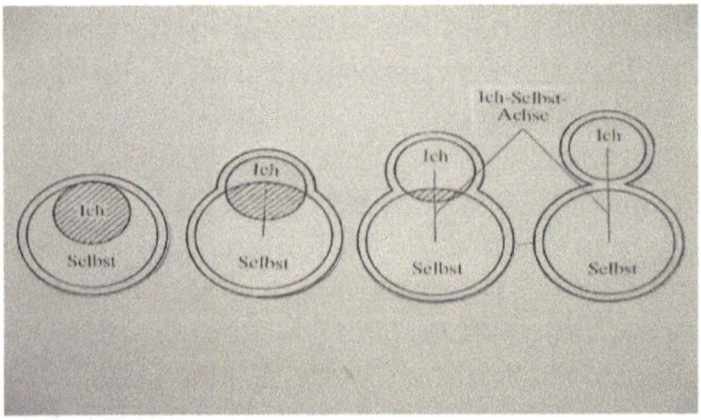

Abb. 4: Die Ich-Selbst-Achse.

Dies wird durch die Achse veranschaulicht. Die Entwicklung, sowie jede Veränderung und Krise spiegelt sich im Verhältnis zwischen dem Ich und dem Selbst an dieser Achse (WALCH in MÜLLER 2003 S. 148).

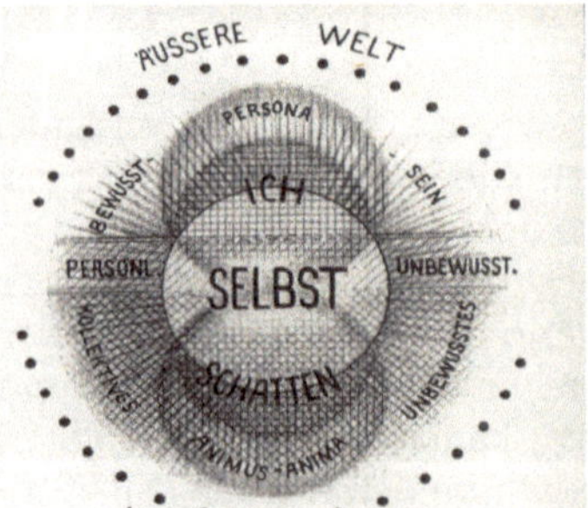

Abb. 5: Differenzierung der Psyche.

Diese Abbildung zeigt das Ich in der nun gewonnenen Distanz zum Selbst. Mit fortschreitender Entwicklung entstehen verschiedene Persönlichkeitsinstanzen. Sie entstehen durch die Differenzierungsprozesse der ersten Lebenshälfte.

Wie wir gesehen haben, ist erst durch das Ich eine Unterscheidung von Bewusstsein und Unbewusstem, Innen und Außen, sowie von Eigenem und Anderem möglich. Das Ich ermöglicht Bewusstheit und Identitätserleben. Das Ich ist also ein Aspekt der Ganzheit des Selbst. Aufgabe der Individuation ist die Bewusstwerdung der Bezogenheit und Einheit des Ichs mit dem Selbst (MÜLLER 2003 S. 181). Dies ist aber erst mit sehr fortgeschrittener Entwicklung möglich und bedarf noch einiger weiterer Schritte, auf die ich im Folgenden eingehen möchte. Zunächst aber entwickeln sich die Persönlichkeitsinstanzen von Persona und Schatten, sowie von Anima und Animus.

3.1.3. Persona und Schatten

Die im vorherigen Kapitel beschriebene Ablösung vom Ich aus der Einheit führt zur Trennung in Bewusstsein und Unbewusstes. Durch die Differenzierungsprozesse der ersten Lebenshälfte entstehen nun die Persona und der Schatten. Die Archetypen treten in einer gewissen Reihenfolge an das Bewusstsein heran. Zu Beginn ist der Archetyp der Persona anzutreffen. In einer etwas tieferen Schicht des Unbewussten taucht sein Gegenspieler, der Schatten auf. In der nächsten Position können dann die geschlechtsspezifischen Archetypen von Anima und Animus erwartet werden. Auf diese Figuren möchte ich im übernächsten Unterpunkt zu sprechen kommen.

Neumann (2004) erklärt, dass sich das Individuum mit dem Verlassen der Paradieswelt und der Spaltung in Bewusstsein und Unbewusstes dem Leben anpassen muss. Die im Äußeren herrschenden Werte müssen angenommen werden.

Diese Realitätsanpassung, zugunsten der kollektiv wirksamen Faktoren, führt zur Personabildung. Die Persönlichkeitsinstanz des Schattens sowie der Anima und des Animus wird in das Unbewusste verdrängt. Die ursprüngliche Ganzheit wird gegen die erfolgreiche Scheinpersönlichkeit der Persona eingetauscht. Indem sich das Ich mit dem Bewusstsein identifiziert, verliert es die Instinktseite und den Kontakt zum Unbewussten. Somit geht auch der Kontakt zur seelischen Ganzheit verloren. Die Bildung dieser Instanzen bewirkt jedoch die Stärkung des Ichs, des Bewusstseins und des Willens (S. 411ff.).

JUNG (1964) erläutert: „Die Persona ist ein Kompromiss zwischen Individuum und Sozietät über das, als was einer erscheint (S. 173).

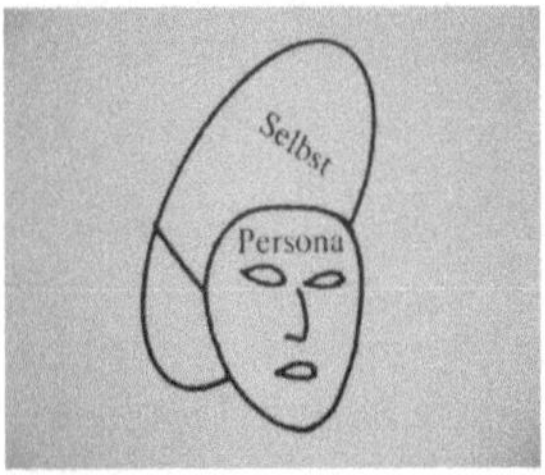

Der Begriff der Persona bezieht sich auf die Schnittstelle zwischen dem einzelnen Individuum und seiner Mitwelt, also dem Kollektiv. Die Persona bezeichnet den nach außen dargestellten Aspekt der Persönlichkeit. Sie wird oft als „die Maske eines Schauspielers" bezeichnet, der nach außen hin eine Rolle spielt.

Abb. 6: Die Persona

Die Persona hat eine Art Mittlerfunktion zwischen den eigenen Bedürfnissen und den Erfordernissen der Mitwelt. Durch die kollektive Einstellung werden Werte, Normen und Forderungen an den Einzelnen herangetragen. Oft geht es um berufliche oder private Forderungen. Weiter wird die Persona mit einer „gut durchbluteten" Haut verglichen. Einerseits schützt sie das Individuum vor Umwelteinflüssen und andererseits ist sie anpassungsfähig und ermöglicht den lebendigen Kontakt mit der Umwelt. Eine flexible und differenzierte Persona ist sehr wichtig, um sich sicher in verschiedenen sozialen Feldern bewegen zu können. Wichtig ist, dass die Persona stets mit dem Selbst verbunden bleibt. Dies ermöglicht eine authentische Persönlichkeit. Eine solch flexible Persona ist Zeichen psychischer Gesundheit. Der Mensch braucht somit eine gewisse Einsicht in Bezug auf die notwendige soziale Anpassung. Menschen, die sich zu stark mit ihrer Persona identifizieren, wirken unpersönlich und aufgebläht. Ohne die Verbindung zum Selbst ist die Persona den Einflüssen des kollektiven Bewusstseins und des Unbewussten ausgeliefert. Menschen fallen so schnell auf Ideologien und Werbestrategien herein (MÜLLER 2004 S. 315f.).

Das Zustandekommen der Persona erfolgt über Rollenzuweisungen von außen und über die innere Bereitschaft, diese Aspekte auch anzunehmen und in Form einer Persona auszugestalten.

Das Verhältnis zwischen innerer Bereitschaft und äußeren Faktoren kann bei jedem Individuum unterschiedlich sein. So gibt es auch Menschen, die den Rollenzuschreibungen nicht entsprechen möchten und sich auflehnen. Dies zeigt sich beispielsweise in der Rolle eines Punks.

Während des Individuationsprozesses werden phasenbezogene, unterschiedliche „Personae“ gefordert (ROTH 2003 S. 74).

Die Persona kann als eine kreative Leistung gesehen werden. Sie hat eine zukunftsweisende und sinngebende Bedeutung im Individuationsprozess. Sie vermittelt Selbstbewusstsein und ein Zugehörigkeitsgefühl und ermöglicht damit das „Funktionieren“ im sozialen Kontext. Die Persona trägt zur psychischen Stabilität bei (ROTH 2003 S. 75). Der Persona ist ein Schattenteil gegenübergestellt, der das entsprechend Gegensätzliche enthält (ROTH 2003 S. 70).

Mit dem Ich wächst parallel auch der Schatten als dessen „Spiegelbild“ (WISCHMANN 2005). Der Schatten lässt sich als Schicht zwischen dem Ich-Bewusstsein und dem tiefer liegenden kollektiven Unbewussten verstehen. Er entsteht zunächst aus der persönlichen Lebensgeschichte heraus, indem individuelle Aspekte verdrängt werden (ROTH 2003 S. 83). Dieser persönliche Schatten stellt einen Archetyp dar, der dem Bewusstsein am nächsten liegt. Dieser Archetyp repräsentiert abgelehnte, verdrängte und nicht gelebte Seiten eines Menschen und ist weitgehend mit dem persönlichen Unbewussten identisch (CHRISTOFFEL 1989 S. 24). Der Schatten steht in polarer Spannung zum Ich-Bewusstsein mit der nach außen gerichteten Persona. Die abgewehrten Aspekte der Persona ziehen sich emotional aufgeladen ins Unbewusste zurück. Indem der Schatten aus dem Unbewussten ausgeschlossen wird, kann er Macht und Destruktivität beziehen. Immer wieder erscheint er in Phantasiebildern von z.B. blutrünstigen Monstern.

Die analytische Psychologie benennt weiter den archetypischen Schatten, der weit ins kollektive Unbewusste hinabreicht (MÜLLER 2003 S. 368ff.). Die Inhalte des kollektiven Unbewussten und seine archetypischen Kräfte sind hier nur aus der Menschheitsgeschichte heraus nachvollziehbar und gehören zum Leben eines jeden Individuums (ROTH 2003 S. 83). Der Schatten bezeichnet alle ungelebten Anteile die ein Mensch hat, aber nicht wahrhaben möchte. Je nach familiären, sozialen und kulturellen Normen wurden negative Inhalte ins Unbewusste verdrängt. Hierzu zählen auch alle Eigenschaften die in der Erziehung als schlecht bezeichnet werden (MÜLLER 2003 S. 362).

Wie auch alle anderen Archetypen enthält der Schatten einen positiven und einen negativen Aspekt. Solange der Schatten unbewusst ist erscheint er als Projektionen in der Außenwelt.

Dies zeigt sich in Form von negativ bewerteten Eigenschaften an Menschen. Durch Selbsterkenntnis ist ein Zugang zum Schatten möglich (CHRISTOFFEL 1989 S. 24).

Persona und Schatten stellen ein Gegensatzpaar dar. In der psychotherapeutischen Behandlung, die auch den Individuationsprozess fördert, geht es darum, die Persona mit ihren enthaltenen Eigenschaften und Entstehungsbedingungen zu erkennen. Es geht darum, zu einem flexiblen und bewussten Umgang mit der Persona zu gelangen. Weiter geht es darum, die verdrängten Inhalte des Schattens schrittweise bewusst zu machen und zu integrieren. Persona und Schatten sind aufeinander bezogen. Somit werden die Eigenschaften ausgelagert, die der Darstellung und Aufrechterhaltung der Persona zuwiderlaufen. Der Schatten nimmt die Inhalte auf, die das Individuum nicht mit der Persona vereinbaren kann. Die Verdrängung zugunsten der Persona geschieht individuell und kollektiv (ROTH 2003).

3.1.4. Die Ablösung von der Großen Mutter und dem Großen Vater

Mythologisch betrachtet folgt nach dem Schöpfungsmythos, den ich unter Punkt 3.1.2. erklärt habe, der Heldenmythos Auf diesen möchte ich an dieser Stelle eingehen. NEUMANN (2004) erklärt, dass die Trennung des Uroboros in seine Gegensätze zur ersten Selbständigwerdung des Individuums geführt hat. Das Ich (der Held) steht nun in der Mitte der Welteltern. Es hat beide Seiten des Uroboros feindlich herausgefordert (S. 159). MÜLLER (2003) formuliert: „Die Geburt des (…) Ich-Bewusstseins in der Persönlichkeit spiegelt sich im Mythos in der Geburt des Helden“ (S. 53).

Das Heldenhafte erscheint zwischen der Großen Mutter und dem Großen Vater. Der Großen Mutter wird das Element der Erde, der untere Bereich und die körperliche Welt zugeordnet. Dem Großen Vater entspricht der obere Bereich und das Geistige.

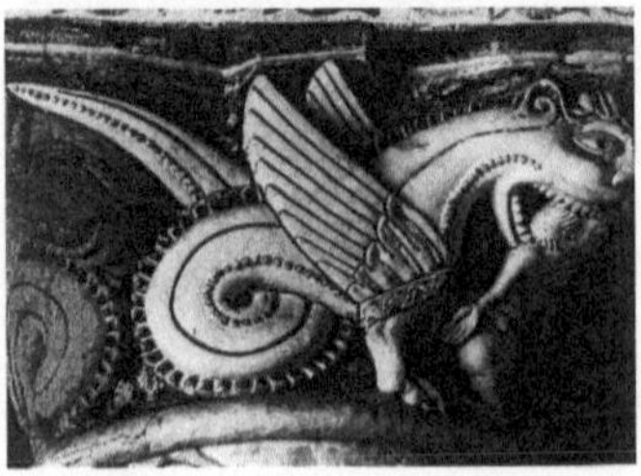

Nach der Trennung versuchen die Welteltern, also die Große Mutter und der Große Vater, das Ich wieder zu verschlingen. In den Mythen erscheinen sie in ihrem negativen Aspekt als Drachen.

Abb. 7: Der verschlingende Aspekt

Im Drachenkampf begegnet das Ich-Bewusstsein zuerst dem Archetyp der Großen Mutter, also einer Seite des Drachens. Die Große Mutter möchte den Ich-Held wieder nach unten in die Abhängigkeit, Regression, Sucht und Auflösung ziehen. Für die therapeutische Praxis ist es sehr wichtig, dass zwischen den persönlichen Eltern und den transpersonalen, archetypischen Eltern unterschieden wird.

Das Ich muss sich mit den negativen und festhaltenden Kräften der transpersonalen Eltern, also der Großen Mutter und dem Großen Vater, auseinandersetzen (WALCH 2005 S. 9f.). Die Große Mutter, die in ihrem positiven Aspekt als nährend, schützend und fördernd erfahren wird, erscheint nun in ihrem negativen Aspekt als tötend, festhaltend und verschlingend (MÜLLER 2003 S. 286). Der positive Große Vater wird durch Aspekte wie Autorität, Mut, Freiheitsliebe sowie Verbindlichkeit, d.h. Gültigkeit von Regeln, Strafen und Gerechtigkeit, beschrieben. In seiner negativen Auswirkung führt er zu starren Regeln und Normen sowie zu psychischer Gefangenschaft.

Auch kann das Gefühl von Angst und Minderwertigkeit durch nicht erreichbare Idealvorstellungen auftauchen (MÜLLER 2003 S. 450). Indem das Ich-Bewusstsein (der Held) die negativen Aspekte der Großen Mutter und des Großen Vaters überwindet, erlangt das Ich mehr Selbständigkeit gegenüber den Kräften des Unbewussten. Es ereignet sich zuerst die Mutter- und anschließend die Vatertötung (WALCH 2005 S. 9f.).

JUNG (1974) formuliert: „Jeder Schritt vorwärts bedeutet ein Sich-losringen von diesem allumfassenden mütterlichen Schoße der anfänglichen Unbewusstheit" (S. 92). Mit fortschreitender Entwicklung muss sich das Ich nun aus der Dominanz des Unbewussten ablösen. Die Herrschaft der Großen Mutter wird abgelöst durch die relative Autonomie des Ichs. Immer wieder entsteht Angst, aus der Notwendigkeit von einer archetypischen Phase in die nächste überzugehen. Zu diesem Zeitpunkt spricht Neumann vom Bild des „verschlingenden Drachens". Die Regression stellt das Bedürfnis nach dem schützenden,

bergenden Bereich des Mütterlichen dar. Die Anforderungen der weiteren Ich-Bewusstseinsentwicklung, des „Heldenkampfes", machen Angst. Die Progression des Helden-Ich, also die Überwindung der Angst, stellt die Überwindung des Drachen dar. Das Ich wagt den Entwicklungsschritt zur nächsten Stufe (MÜLLER 2003 S. 52).

Das Ich nimmt sich in der Gegensatzspannung als Drittes wahr. Es ist alleine noch nicht stark genug, die Angst vor dem Weiblichen und der Dominanz der Großen Mutter zu überwinden. Die Ich-Entwicklung und die dazugehörige anwachsende Gegensatzspannung zum Unbewussten führt zu einem Stadium, in dem die Große Mutter nicht mehr als gute Mutter erscheint. Nun zeigt sie sich dem Ich gegenüber als feindliche Mutter.

Die heldische Tat der Muttertötung ist nur möglich, wenn sich das Ich mit der oberen, männlich- geistigen Welt identifiziert. Sozusagen mit dem positiven Aspekt des Großen Vaters. Dieser Entwicklungsschritt ist abgeschlossen, wenn das Ich wieder aus dem Dunkel der Großen Mutter auftaucht. In den Mythen wird hier die „Nachtmeerfahrt" genannt. In der Entwicklung der Persönlichkeit findet diese Phase in der Pubertät statt (WALCH 2005 S. 9f.). Indem der Vater-Archetyp auftaucht, erlebt sich das Ich-Bewusstsein zur geistigen Welt zugehörig. Dadurch gelingt es dem Ich-Bewusstsein sich der unteren, erdhaften und unbewussten Welt entgegenzustellen (MÜLLER 2003 S. 52). Durch die Identifikation erlebt sich das Ich nun als patriarchal, also zum Vater gehörend, und aber auch als eigene, sich selbst steuernde Persönlichkeit (MÜLLER 2003 S. 462).

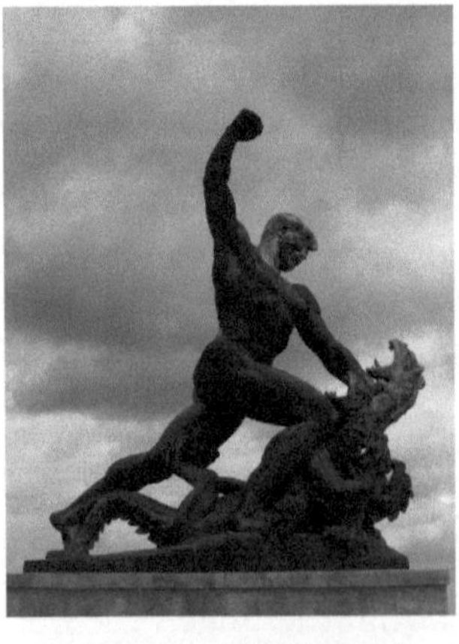

Abb. 8: Der Drachenkampf

Im Drachenkampf setzt sich das Ich (der Held) kämpferisch mit diesen Gegensätzen auseinander. Es kommt zur Mutter- und Vatertötung. Dies führt zu einer zunehmenden Differenzierung des Ich-Bewusstseins (WALCH 2005 S. 8).

Zum Drachenkampf gehören drei Grundelemente. Diese sind der Held, der Drachen und der Schatz. Ergebnis eines gelungenen Kampfes ist die Selbständigwerdung und die Entwicklung eines rationalen Ichs (NEUMANN 2004 S. 159).

Im Stadium der Großen Mutter tauchen Symbole der Kastration und Zerreißung auf. Das Missglücken des Kampfes mit der Großen Mutter wird symbolisch oft in Form von Niederlage, Gefangenschaft oder des Verschlungenwerdens ausgedrückt. Das Ich-Bewusstsein ist in dieser Stufe schon höher entwickelt. Eine Niederlage braucht nicht endgültig zu sein. Auch später noch kann ein Held die Besiegten dieser Phase befreien und so zu einem Sieg führen. Das Bewusstsein bleibt dann so lange in Gefangenschaft, bis die Rettung kommt. Die Rettung erfolgt durch verschiedene Aspekte der Progression, wie sie auch in der Therapie stattfinden können (NEUMANN 2004 S. 326).

Im weiteren Verlauf der Entwicklung tritt der Archetyp des Großen Vaters dem Ich gegenüber. Der Große Vater stellt die zweite Seite des Drachens dar.

Zu Beginn stellt der Große Vater eine positive Leitlinie dar. Das Bewusstsein kann sich daran orientieren. Im weiteren Verlauf der Entwicklung wird die vorgegebene Richtung dann zur einengenden Maxime. Mit der Adoleszenz möchte das heranwachsende Individuum seinen eigenen Weg finden. Der Vaterarchetyp erscheint dann in seiner negativen Form. Der Große Vater versucht das Ich gefangen zu halten, indem er das Gewissen anspricht und an Normen erinnert. Im Konflikt mit dem Großen Vater kommt es zur Auseinandersetzung mit dem Gewissen, also den Kollektivnormen des Vaters und der inneren Stimme, welche als Selbst bezeichnet wird. Aufgabe des Ichs ist es, alle festhaltenden Aspekte des Großen Vaters zu überwinden. Neumann spricht hierbei von der Vatertötung (WALCH 2005 S. 11).

Jeder Archetyp entspricht einem Inhalt. Das Ich ist vom Archetyp besessen. Nur mit sehr starkem Willen gelingt es dem Ich, sich vom vorherrschenden Archetyp zu befreien (NEUMANN 2004 S. 310). NEUMANN (2004) formuliert: „Immer ist das „alte System" so lange festhaltend, bis die Gegenkräfte stark genug sind, welche zu seiner Überwindung führen" (S. 310).

Der Heldenmythos symbolisiert den Lebens- und Individuationsprozess. Die menschliche Entwicklung führt bei allen Menschen zu ähnlichen Herausforderungen und Konflikten, die sich in den Heldenmythen widerspiegeln. Der Heldenweg ist ein Ablauf, der sich zu verschiedenen Phasen des Lebens und auf verschiedenen Ebenen immer erneut wiederholt (MÜLLER 2003 S. 162). Ein gelungener Drachenkampf ermöglicht dem Bewusstsein eine lebenslange Abwehrkraft gegenüber dem übermächtigen Unbewussten (NEUMANN 2004 S. 324). Nach NEUMANN (2004) gehören zum Drachenkampf drei Grundelemente. Er benennt den Held, den Drachen und den Schatz (S. 159). Dazu formuliert er: „Die Überwindung des Drachen durch den Helden führt zur Gewinnung des Schatzes als dem Ergebnis (...)“ (S. 159). Der Inhalt des Schatzes stellt eine schwer zu erreichende Kostbarkeit dar- so z.B. eine Perle, das Wasser des Lebens, einen Schatz oder die Befreiung einer Gefangenen (NEUMANN 2004 S. 160).

3.1.5. Anima und Animus

Das Konzept der Animus- und Animatheorie von Jung wurde immer wieder hinterfragt und kreativ erneuert. Im nun folgenden Kapitel beziehe ich mich auf die aktuelle Sichtweise. Während dem Verlauf des Individuationsprozesses wird der Archetyp der Anima und des Animus belebt. Ich möchte in diesem Unterpunkt auf die frühen Erscheinungsformen von Anima und Animus in Form von Projektionen im Außen eingehen, wie sie sich überwiegende in der ersten Lebenshälfte ereignen. Des Weiteren werde ich ihr späteres Erscheinen ansprechen, das Teil der zweiten Lebenshälfte darstellt. Hier zeigen sich Animus und Anima in Form von Qualitäten, die der eigenen Persönlichkeit zur Verfügung stehen. Zu Beginn beziehe ich mich auf die psychologische Erklärung. Anschließend werde ich auf den mythologischen Ablauf eingehen, wie er sich in Märchen und Mythen abspielt.

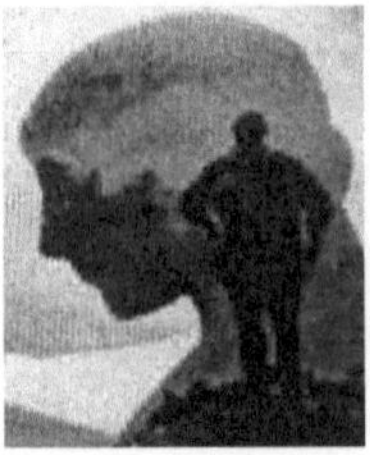

Jede Frau wie auch jeder Mann tragen in ihrem kollektiven Unbewussten einen gleichgeschlechtlichen und einen gegengeschlechtlichen Archetypen in sich (ROTH 2003 S. 124).
In jedem Menschen ist eine archetypische Struktur angelegt, die für beide Geschlechter in gleicher Weise gültig ist.

Abb. 9: Anima und Animus

Die Anima stellt die Gesamtheit aller Aspekt des weiblichen Prinzips im Mann dar. Dem gegenüber stellt der Animus die Gesamtheit aller Aspekte des männlichen Prinzips in der Frau dar (MÜLLER 2003 S. 25). Animus und Anima bilden also archetypische Bilder die zwischen Bewusstsein und Unbewusstem vermitteln, wie das alle archetypischen Bilder tun. So haben sie auch eine ganz bestimmt Wirkung auf das Bewusstsein. Sie wirken numinos und sind von einer geheimnisvollen Atmosphäre umgeben.

Wenn in den inneren Bildern oder in der Projektion auf Menschen dieses emotionale Erlebnis vorfindbar ist, kann man von Animus und Anima sprechen. Die typische Animagestalt ist meist von einem Gefühl der Sehnsucht begleitet. Sie erscheint in Träumen, Projektionen, Sehnsüchten und Faszinationen von Männern und Frauen. Die Anima kann als geheimnisvolles und unbekanntes weibliches Wesen beschrieben werden. Sie zeigt sich z.B. als Nymphe, Nixe, gute Fee, Hexe oder Heilige. Auch die Animusgestalt taucht bei Männern und Frauen auf. Der Animus ist das faszinierende und unbekannte Männliche. Die Animusfigur zeigt sich oft als der geheimnisvolle Fremde, als göttlicher Junge oder als faszinierender Denker. Meistens vermitteln diese Gestalten Begeisterung und Inspiration (KAST 1990 S. 245f.).

Im Verlauf des Lebens konstellieren sich Anima und Animus im Zusammenhang mit Beziehungen. Auch bewirken sie die Ablösung von Elternkomplexen und regulieren die Beziehung zum Du. Sie führen immer deutlicher zum eigenen Selbst, also zur eigenen Mitte (KAST 1998a S. 64). Nach der Ablösung von den Elternbildern kommt es zur bildhaften Ausformung von Anima und Animus (DANIEL 1993 S. 36). Sie zeigen sich in Projektionen und bestimmen so Beziehungswünsche und das Phänomen „Liebe" entscheidend mit (ROTH 2003 S. 127). In der Pubertät werden verschiedene Inhalte des Unbewussten belebt. Sie treten in Form von Projektionen aus dem Unbewussten heraus und dann als belebte Bilder in der Außenwelt dem Bewusstsein gegenüber (NEUMANN 2004 S. 415).

Immer wieder ist eine Person von einer anderen Person fasziniert. Dabei kann es sich um eine Projektion der Imago der Anima oder des Animus auf einen anderen Menschen handeln. Dies führt beim Projizierenden zum Gefühl der Verliebtheit. In Beziehungen führt dies oft dazu, dass der Projizierende die andere Person dazu bringt, sich dem Bild der Anima/des Animus gemäß zu verhalten. Die Projektion der eigenen unbewussten Bilder in die Außenwelt kann ausschlaggebend für viele Partnerprobleme sein. Dies ist häufig ein Problem der ersten Lebenshälfte. Der Theorie des Individuationsprozesses entsprechend sollten solche Projektionen nicht belassen werden. Die Projektionen sollten als eigene psychische Anteile gesehen und integriert werden. Dies kann in der Praxis durch das Wahrnehmen und Gestalten der Phantasie geschehen. Eine Annäherung an die Persönlichkeit und das „wahre Selbst" wird möglich. Der Mensch gewinnt mehr seine Mitte und kann immer mehr Seiten an sich zulassen (KAST 1998a S. 65).

Auch führt das Integrieren von Anima und Animus zu mehr Autonomie sowie Bezogenheit. Es kommt zu einer altersgemäßen Ablösung von den Eltern und den Elternkomplexen. Dies ist auch ein wichtiger Aspekt des Individuationskonzepts. Die Ablösung von den Elternkomplexen ist ein archetypischer Prozess. Er wird durch die Konstellation von Animus und Anima gefördert (KAST 1998a S. 66).

In der ersten Lebenshälfte verläuft die Differenzierung von Anima und Animus über die Entwicklung des Ich-Bewusstseins, der Geschlechtsidentität und die Loslösung vom Vater- und Mutterarchetypen. Animus und Anima zeigen sich durch Projektionen im Außen, vor allem auf den Partner oder Mitmenschen. Erst später, in der zweiten Lebenshälfte, stehen Animus und Anima dem Mensch als Qualitäten der eigenen Persönlichkeit zur Verfügung (MÜLLER 2003 S. 24f.). Die Verbindung von Animus und Anima bringt ein Lebensgefühl des „geistig-seelischen Inspiriertseins" mit sich.

Dieses Gefühl ist oft kaum von dem Gefühl der Liebe zu trennen. In der ersten Lebenshälfte geschieht dies oft durch die Beziehungsphantasie zu einer realen Bezugsperson. In der zweiten Lebenshälfte kommt es vermehrt zur intrapsychischen Verbindung von Animus und Anima (KAST 1990 S. 147). Sie können sich stärker nach innen auf das Selbst und auf das Fehlende in der eigenen Psyche hin orientieren. Voraussetzung dafür ist die Fähigkeit zur Rücknahme der Projektion auf äußere Objekte (MÜLLER 2003 S. 24f.). Gelingt es dem Menschen, eine Beziehung zur inneren gegengeschlechtlichen Seite herzustellen, so kann es zu einer Verbesserung der Fähigkeiten im partnerschaftlichen und sozialen Kontakt kommen. Der Partner und auch Mitmenschen können dann besser in ihrer Wirklichkeit und Andersartigkeit angenommen werden (MÜLLER 2003 S. 199).

Im Folgenden werfe ich nun kurz einen Blick auf die weitere Entwicklung, wie wir sie im Mythos vorfinden. Im vorherigen Kapitel hat sich das Ich von der Großen Mutter sowie dem Großen Vater abgelöst und dadurch die negativen Kräfte des Unbewussten überwunden. Infolgedessen wurde die fruchtbare Seite des Unbewussten freigelegt. Nach Neumann geht an dieser Stelle der Heldenmythos in den Wandlungsmythos über. NEUMANN (2004) sieht das mythologische Ziel des Drachenkampfes darin, den Schatz zu befreien. Dieser Schatz wird in Märchen und Mythen als Diamant oder Perle, als Wasser des Lebens oder als Stein der Weisen benannt (S. 203). Im Drachenkampf kommt es zu einer Veränderung des Männlichen in seiner Beziehung zum Weiblichen. Dies wird in der Befreiung der Gefangenen aus der Gewalt des Drachens symbolisiert. In der analytischen Psychologie wird dies mit dem Herauslösen der Anima aus dem Mutter-Archetyp beschrieben. Der Held tötet also nur die furchtbare Seite des Weiblichen (den Drachen). Die fruchtbare Seite des Weiblichen (die Prinzessin) wird befreit und verbindet sich mit ihm. Prinzessin und Drache sind somit das Gleiche, nur in einer anderen Erscheinungs-Form.

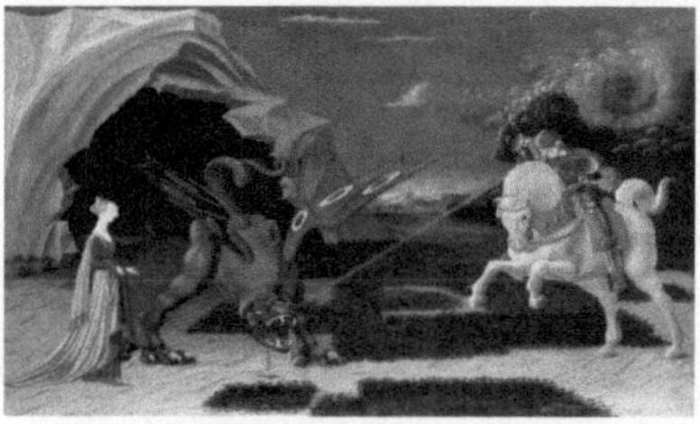

Abb.10: Prinzessin und Drache

In Mythen wird oft erzählt, dass sich eine Jungfrau in der Gewalt des furchtbaren Drachen befindet. Tiefenpsychologisch betrachtet geht es darum, dass sich das Ich aus dem negativen Aspekt des Unbewussten befreien muss. Die Jungfrau ist das Bild des Archetypen der Anima.

Die Befreiung der Jungfrau aus der Gewalt des drachenhaften Unbewussten ist der symbolische Ausdruck dafür, dass sich das Ich-Bewusstsein vom Unbewussten befreit (STEFFEN 1989 S. 29). Aus der Großen Mutter wurde das jüngere Weibliche, die Anima herausgelöst. Sie ist die progressive Seite des Weiblichen und trägt zur Wandlung bei. Das „symbolisch Weibliche" wird nun nicht mehr als Drache erlebt, sondern als schöpferischer

Urgrund. Die Anima ermöglicht die Wiederverbindung des Ichs mit dem Ursprung der Großen Mutter. Durch den Wandlungscharakter der Anima ändert sich die Beziehung des Ich-Bewusstseins zum Unbewussten. Das Unbewusste hat nun die Möglichkeit, über das Ich-Bewusstsein schöpferisch zu werden. Die Beziehung des kindlichen Ichs zur Großen Mutter ist überwältigend. Im Gegensatz dazu ist die Beziehung des heldischen Ichs zur Anima sehr menschlich und partnerschaftlich (WALCH 2005 S. 11f.).

Im Weiteren geht es darum, eine Ganzheit herzustellen, in der die Gegensätze vereint sind. Beim Mann geht es um die Vereinigung mit der seelischen Anima-Welt. Dem hingegen geht es bei der Frau um die Verbindung mit der geistigen Animus-Welt. Animus und Anima sind somit Qualitäten des männlichen und weiblichen Prinzips, die dem Ich in all seinen positiven Möglichkeiten zur Verfügung stehen. In Abbildungen oder Symbolen zeigt sich diese Entwicklungsphase in der gegengeschlechtlichen Vereinigung oder im psychischen Prozess der Gegensatzvereinigung (WALCH 2005 S. 14).

3.2. Die zweite Lebenshälfte: Vom Ich zum Selbst

> *„Es geht also um ein Sich-Öffnen des Ichs für das Selbst, ohne dass sich das Ich dabei verliert."* (KAST 1998b S. 65)

Wie die Überschrift schon andeutet, kommt es nun in der zweiten Lebenshälfte zu einer Zentrumsverschiebung vom Ich zum Selbst. Das Ich lässt sich wieder auf das Unbewusste ein und verbindet sich mit ihm. Dies entspricht einer inneren Erfahrung des Individuationsprozesses (NEUMANN 2004 S. 367).

Mit Ende der ersten Lebenshälfte spielt sich das Leben in gesellschaftlich vorgegebenen Bahnen ab. Ein geordneter Lebensablauf und Sicherheit sind das vorherrschende Bedürfnis. Dennoch stellen sich die Menschen in und nach der Lebensmitte die Frage, wie es weitergehen soll. Inhalt der ersten Lebenshälfte war das Abspalten und Unbewusstlassen von bestimmten Selbstanteilen.

Nun findet in der zweiten Lebenshälfte ein umgekehrter Prozess statt. Der Mensch setzt sich den unbewusst gebliebenen Selbstanteilen aus und lässt sich von ihnen erweitern. Hierzu gehören die Auseinandersetzung mit der Persona und dem Schatten, die Herstellung einer Beziehung zum inneren Gegengeschlecht (Anima/Animus) und die Bewusstmachung unbewusster Komplexe. Zur zweiten Lebenshälfte gehört auch das Einbeziehen von ungeachteten archetypischen Dimensionen sowie eine Hinwendung zur schöpferischen Selbstregulation der Psyche (MÜLLER 2003 S. 199).

In der ersten Lebenshälfte, so WEHR (1993), konnte die Sinngebung außen in der materiellen Welt gefunden werden. In der zweiten Lebenshälfte findet der Mensch den Sinn nun innen, im Seelisch-Geistigen (S. 123). JACOBI (2006) bestätigt dies und sieht die Aufgabe der zweiten Lebenshälfte als die „Initiation in die innere Wirklichkeit". Es geht um eine vertiefte Selbsteinsicht und Menschenkenntnis sowie um eine innere und äußere Bezogenheit des Menschen in das „irdische und kosmische Weltgefüge." (S. 110).

SAMUELS (1989b) sieht die Aufgabe der zweiten Lebenshälfte wie folgt: „Über die Ich-Differenzierung und die persönliche Identität hinauszugelangen und alle Aufmerksamkeit auf die Frage nach dem Sinn und den überpersönlichen Werten zu richten" (S. 188). ROTH (2003) zählt die Introversion, die Selbsterkenntnis und die Sinnfrage zu den Bestandteilen der zweiten Lebenshälfte (S. 174).

Nach dem Heldenmythos dreht sich nun, in der zweiten Lebenshälfte, alles um den Wandlungsmythos. Müller benennt dieses Stadium auch als integral-transpersonales Stadium. Es geht um die Überwindung der Trennung von Ich-Bewusstsein und unbewussten Selbstanteilen. Es kommt zur Hinwendung des Ich-Bewusstseins zum Selbst. Dadurch kommt es zur schöpferischen Erneuerung (MÜLLER 2003 S. 35ff.).

Aus archetypischer Perspektive sieht MÜLLER (2003) die zweite Lebenshälfte unter dem Thema der Reifung und Vollendung stehen. Hiermit ist der Archetyp der Ganzheit und des Selbst gemeint. Die bisher gelebten Prinzipien bleiben erhalten und verbinden sich zu einer höheren Synthese. Hinter dem individuellen wird der archetypische Mensch erfahrbar (S. 199).

ROTH (2003) stellt in der zweiten Lebenshälfte eine Annäherung an die Weisheit fest. Der hier vorherrschende Archetyp wird als der Alte oder die Alte Weise bezeichnet (S. 175f.). In der Erfahrung des Selbst versöhnen sich die verschiedensten Gegensatzspannungen. Das Ergebnis ist ein Zustand der heiteren Gelassenheit (MÜLLER 2003 S. 199). Im Folgenden möchte ich auf die Erscheinungsformen des Alten Weisen und der Alten Weisen eingehen, sowie auf die Realisierung der Ganzheit des Selbst zu sprechen kommen.

3.2.1. Der Alte Weise und die Alte Weise

Das Unbewusste zeigt sich dem Ich gegenüber als Anima und Animus. Sobald der Mensch nicht mehr unbewusst mit diesen Archetypen identisch ist, nimmt das Unbewusste eine andere symbolische Form gegenüber dem Ich an. Das Selbst kann sich dann, in personifizierter Form, als weise Frau, oder in seinem männlichen Aspekt, als alter, weiser Mann zeigen (FRANZ in JUNG u.a. 2003 S. 196). Die Alte Weise stellt die weibliche Erscheinungsform des Archetyps des Alten Weisen dar. Wie auch der Archetyp des Schattens oder der Anima und des Animus tritt der/ die Alte Weise in der unmittelbaren Erfahrung in personifizierter Gestalt auf.

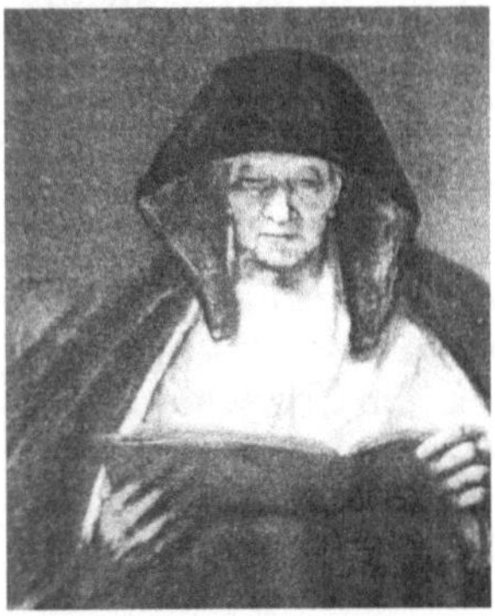

Abb.11: Die Alte Weise

Beide Gestalten personifizieren sich größtenteils in der Gestalt eines alten Menschen, der ein erfülltes Leben gelebt und vollendet hat. Der/die Alte Weise hat sein/ihr letztendliches Nichtwissen erfahren und ist wieder mit dem Ursprung verbunden. Beide treten wegweisend und sinnstiftend auf. Der bzw. die Alte Weise zeigt Offenheit, strahlt innere Freiheit sowie Gelassenheit aus und engagiert sich für das Leben (RIEDEL in MÜLLER 2003 S. 459f.).

Die weise Alte erscheint im Märchen in den Gestalten des steinalten Mütterchens, die Hilfe benötigt, oder als Kräuterfrau, die über Heilwissen verfügt. In ihrem dunklen Aspekt zeigt sie sich als Hexe. Auch zeigt sie sich in Tiergestalten wie z.B. als Kröte oder Schlange. Die Alte Weise besitzt überlegene Weisheit und kann dadurch Familiendramen entwirren, Versöhnung stiften, Wege weisen und Entwicklungsmöglichkeiten aufzeigen.

Im Märchen unterstützt sie den Helden bzw. die Heldin darin, auf eine höhere Entwicklungsebene zu kommen. In den Träumen heutiger Menschen taucht die Alte Weise dann auf, wenn sich jemand in seelischer Not und Orientierungslosigkeit befindet. Sie hilft dem Held/der Heldin auf den eigenen Erfahrungsweg zu gelangen. Die Alte Weise erscheint in der Analogie zum Alten Weisen als Seelenführerin, Ärztin, Therapeutin, Lehrerin, Priesterin, Großmutter oder Meisterin. Sie strahlt Güte und Hilfsbereitschaft aus und vermittelt ihr weibliches Wissen weiter.

Der Archetyp der Alten Weisen entwickelt sich oft vor dem Hindergrund eines hauptsächlich positiven Mutterkomplexes. Die Alte Weise verkörpert den weiblichen Aspekt der Ganzheit des Selbst (RIEDEL in MÜLLER 2003 S. 460). C. G. Jung richtete sein Augenmerk hauptsächlich auf den männlichen alten Weisen. Dem hingegen hat sich I. Riedel ausführlich mit der Alten Weisen befasst. Der Archetyp der Alten Weisen verbindet Alter und Weisheit zu einem Symbol. Die Figur der Alten Weisen wohnt in der Höhe, fern von Menschen und ist mit der Natur verbunden. Befinden sich Menschen in Not und suchen ihre Hilfe, müssen sie sich zu ihr bemühen. Wenn es der Erfahrung des Hilfesuchenden dient, stellt sie Forderungen, damit er zu einem Weiterkommen gelangt (RIEDEL 1998 S. 4).

Der Alte Weise erscheint häufig als Lehrer, Meister oder Guru, der bis zur Erleuchtung führen kann. Dieser Archetyp bildet den Hindergrund eines positiven Vaterkomplexes. Ihm wird der „geistige Charakter" zugeordnet. Oft erscheint der Alte Weise in der Figur des alten Mannes und symbolisiert das Geistige. Vor allem bei Frauen erscheint der Alte Weise in Gestalt eines Zwerges oder als sprechendes und wissendes Tier wie z.B. Fuchs oder Rabe. In solchen Situationen vermittelt er guten Rat und Verständnis.

Im Märchen erscheint der Alte Weise in verzweifelten Situationen, hat einen glücklichen Einfall und das nötige Zaubermittel parat. In den Träumen heutiger Menschen tritt er als Lehrer, Arzt usw. auf. Oft auch erscheint der Alte Weise als unscheinbarer, schmutziger und hilfsbedürftiger Mensch. Je nach Reaktion des Helden weist er den entsprechenden Weg. Meistens wohnt der Alte Weise sehr abgelegen. Er taucht aus dem Unbekannten auf und steht dann mit Rat und Tat zur Seite. Der Alte Weise taucht also sowohl überlegen als auch hilflos auf. Häufig repräsentiert er den männlichen Aspekt der Ganzheit des Selbst (RIEDEL in MÜLLER 2003 S. 461).

Der Archetyp der/des Alten Weisen symbolisiert die Weisheitsqualität in uns. Von beiden Figuren geht eine sehr große Faszination aus. Wichtig ist, dass sich der Mensch nicht mit diesen Figuren identifiziert, sonst kann es zur Überheblichkeit und Selbstverherrlichung kommen. Nietzsche beschreibt dies im Beispiel des Zarathustra (JACOBI 2006 S. 126). Wenn Symbole der/des Alten Weisen z.B. im Traum auftauchen, ist der innere Seelenkern aktiviert und eine Einheit des inneren Wesens geschaffen. So können Schwierigkeiten überwunden werden. Es kommt dann häufig zu einer schöpferischen Lösung der Konflikte (FRANZ in JUNG u.a. 2003 S. 197f.).

3.2.2. Das Selbst

Das Selbst ist die letzte Station auf dem Weg zur Individuation. Jung spricht hier auch von „Selbstwerdung“ (JACOBI 2006 S. 128). Jung benennt das Selbst als eine dem Ich übergeordnete Größe und als zentralen Archetypen der Ordnung und der Ganzheit des Menschen. Das Selbst ist Symbol des Ursprungs und des Zieles, also der letztlich wiederzugewinnenden Ganzheit (DEUSER 1999 S. 72). Die Ganzheit der Individuation zeigt sich symbolisch oft als Mandala (WALCH 2005 S. 17).

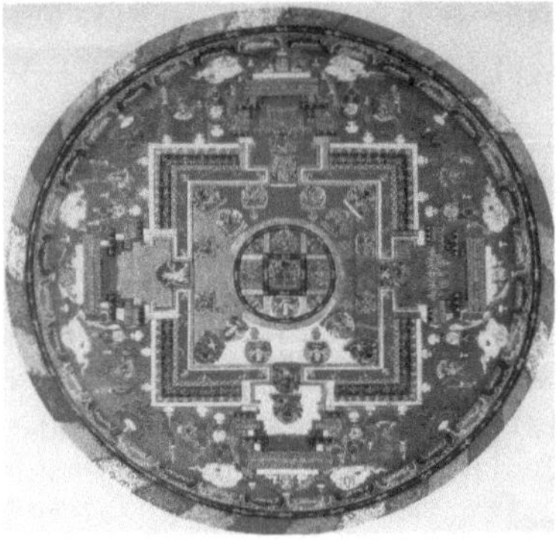

Abb.12: Mandala als Symbol des Selbst

NEUMANN (2004) erklärt, dass die Individuation als Wandlungsweg eines jeden Menschen zu einer höheren Synthese von Ich, Bewusstsein und Unbewusstem führt. Zu Beginn des Lebens ist das Bewusstsein durch die Übermacht des Unbewussten kaum spürbar. Das Ich-Bewusstsein versucht sich aus dem Unbewussten zu befreien. Die Ich- Entwicklung führt zur Differenzierung des psychischen Systems. Es kommt zur Differenzierung zwischen Innen und Außen, Bewusstsein und Unbewusstem, Geist und Leben, Männlichem und Weiblichem, Individuum und Kollektiv (S. 422f.). In der zweiten Lebenshälfte verbindet sich das Ich wieder mit dem Selbst und ein umgekehrter, entgegen gesetzter Wandlungsprozess findet statt. Neumann spricht hier von einer Zentrumsverschiebung vom persönlichen Ich, als Mittelpunkt des Bewusstseins, zum Selbst als Zentrum der totalen Psyche. Diese Zentrumsverschiebung bezeichnet die innere Erfahrung des Individuationsprozesses. Das Ich gibt seine eigene Besessenheit und Dominanz auf. Es kommt zur Selbst-Entwicklung und Integration des psychischen Systems und somit zu einer neuen Ganzheit zwischen Ich und Selbst. Die in der ersten Lebenshälfte gebildeten Instanzen werden nun wieder abgebaut. Dies geschieht durch Integration (NEUMANN 2004 S. 419f.).

Das Ich dreht sich nun in einer Paradoxie von Nichtidentität und Identität. Neumann spricht von einer inneren kopernikanischen Wende, bei der sich das Bewusstsein dreht und das Selbst erkennt. Es kommt dabei zum Prozess der Assimilierung des Unbewussten durch das Bewusstsein (NEUMANN 2004 S. 261).

Die Persönlichkeit ist nun nicht mehr ausschließlich mit dem Ich identifiziert. Sie erfährt einen Teil ihrer Identität nun auch mit dem Selbst (NEUMANN 2004 S. 367). Die Zentrumsverschiebung vom Ich zum Selbst findet im letzten Stadium der Bewusstseinsentwicklung statt. Das Ich ist auf dem Stadium der Höchstentwicklung angelangt und gibt seine Eigenzentriertheit auf. Es kommt zur Integration des Ichs in die psychische Ganzheit des Selbst. Neumann spricht hier von einer bewussten synthetischen Leistung des Ich-Bewusstseins.

Letztendlich bildet das Selbst das Zentrum der Persönlichkeit. Das Ich gelangt zum Bewusstsein des Selbst. Die Einheit der Psyche stellt sich nun auf höherer Ebene wieder her. Dies zeigt sich in der Integration der Persönlichkeit (NEUMANN 2004 S. 366f.). Die zweite Lebenshälfte enthält außerdem eine Stabilisierung und Strukturierung. Die Spannung, die zwischen den Gegensätzen herrscht, wird herabgesetzt (NEUMANN 2004 S. 432). Das Selbst vereinigt die Gegensätze. Das Ergebnis ist ein Zustand der heiteren Gelassenheit (MÜLLER 2003 S. 199). In der Symbolik zeigt sich dies durch vollkommene Formen die Gleichgewicht, Harmonie und Festigkeit ausdrücken. Dazu gehören abstrakte Formen und geometrische Abbildungen, die nach Vollkommenheit und Ganzheit streben. Selbstsymbole sind z.B. das Kreuz, der Kreis, das Quadrat oder Mandalafiguren (ROTH 2003 S. 180f.). NEUMANN (2004) spricht in diesem Zusammenhang vom Mandala als Kreis oder Kugel, als Perle oder vollkommene Blüte. Auch benennt er den Diamanten oder Steine als Symbole des Selbst (S. 424). KAST (1990) beobachtet die Symbolik des Selbst in Bildern der Ganzheit und in der Vereinigung von Gegensätzen, so z.B. das Symbol des Liebespaares (S. 14).

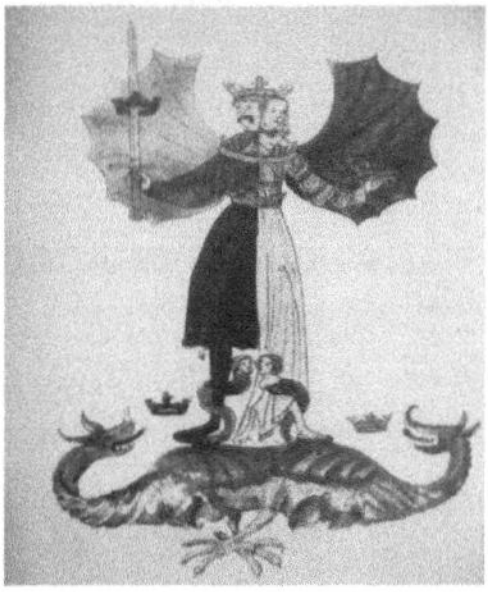

Symbolisch zeigt sich dieses Stadium auch als Uroboros des hermaphroditischen Daseins. Der Hermaphrodit ist ein Bild aus der Alchemie. Am Ende steht der Held auf dem Drachen. Dies versinnbildlicht, dass er die Ursituation überwunden hat. Das Ich ist nun im Austausch mit dem schöpferischen Potential des Unbewussten (NEUMANN 2004 S. 425f.).

Abb. 13: Hermaphrodit

C. G. Jung versteht das Selbst als Ausdruck des Ganzen, als Vollständigkeit der Persönlichkeit. In der Individuation geht es also nicht primär um die Ich-Entwicklung, obwohl diese sehr wichtig ist, sondern um die Realisierung der Ganzheit des Selbst.

In einer Beziehung mit dem Selbst steht man in Kontakt mit der Quelle, dem Schöpferischen des Lebens (MÜLLER 2003 S. 194f.). Die Individuation ist ein Weg zur größeren Ganzheit. Diese Ganzheit entspricht dem Selbst. Es geht weit über das Ich-Bewusstsein hinaus und umfasst die Vergangenheit, die Gegenwart und die Zukunft der Persönlichkeit. Diese Ganzheit ermöglicht, immer mehr Aspekte der eigenen Persönlichkeit zu sehen und zu leben (KAST 1998b S. 11).

NEUMANN (2004) äußert, dass die ganze Menschheit, wie auch jeder einzelne Mensch, die gleiche Aufgabe hat. Diese Aufgabe beschreibt er als die Verwirklichung zu einer Einheit.

Jeder Mensch hat somit die Aufgabe sich zwischen der Welt außen und der Welt innen zu verwirklichen (S. 425). Der Mensch gelangt, so NEUMANN (2004), zum Bewusstsein seiner eigenen Bedeutung. Er muss alle Phasen der Welterfahrung und auch der Eigen-erfahrung durchschreiten um dies zu erkennen. In der Selbstverwirklichung der Psyche erkennt sich der Mensch als Anfang, Mitte und Ende. Ergebnis des Individuationsprozesses ist die werdende Ganzheit (S. 424). JUNG (1972a) äußert sich dazu folgendermaßen: „Jedes Leben ist schließlich eine Verwirklichung eines Ganzen, das heißt eines Selbst, weshalb man die Verwirklichung auch als Individuation bezeichnen kann" (S. 295).

3.3. Das Ziel der Individuation

> *„Das Äußre ist ein in Geheimniszustand erhobenes Inneres."*
> (NOVALIS in SCHMEER 2001 S. 5).

Das Ziel der Individuation sieht KAST (1998b) darin, der einmalige Mensch zu werden, als der man angelegt ist. Das Ziel ist, dass die jeweilige Person immer echter, immer mehr sich selbst und immer stimmiger mit sich selbst wird. Sie erklärt, dass das Wissen um den Individuationsprozess für das Leben eines jeden zu einem wichtigen Anstoß werden kann. Der Individuationsprozess ist ein Lebensziel der jedem Menschen ermöglicht zu dem zu werden der er ist.

So kann jeder Mensch einen unverwechselbaren Beitrag in das Leben einbringen. Dies geschieht jedoch nicht ganz selbstverständlich. Oft passen wir uns den gesellschaftlichen Normen so an, dass die daraus resultierende Handlung kaum noch zu uns passt. Dies kann das Lebensgefühl beeinflussen und dazu führen, dass wir nie wirklich bei uns selbst sind. Ziel der Individuation ist somit herauszufinden, was für uns stimmig ist.

Es geht darum Konflikte auszuhalten, die zwischen unseren persönlichen Bedürfnissen und den gesellschaftlichen Erwartungen stehen. Ziel ist es, unbekannte Seiten in sich zu entdecken und zu entscheiden, was besser und was schlechter zu einem passt (S. 7f.). Individuation ist einerseits ein Prozess und andererseits ein Ziel. Als Ziel jedoch ist Ganzwerden eine Utopie. Dies wird deutlich, wenn wir uns dem Selbst zuwenden. Zum einen wird Individuation als Einswerden mit uns selbst verstanden, zum anderen aber auch als Selbst-Werden. Dieses absolute Ganzwerden ist jedoch ein Utopie, die wir nie ganz erreichen, wir sind bestenfalls auf dem Weg dorthin (KAST 1990 S. 16).

Ziel der Individuation ist es, die eigene innere Mitte zu finden. Eine Region der Stille, die unberührt von Konflikten und Gegensätzen ist. Dies ist ein Zustand, der nichts überwältigend Großes hat, sondern seinen Ausdruck mehr im Schlichten und Einfachen findet. Dieser Zustand wird beschrieben mit heiterer Gelassenheit, Frieden mit sich selbst, in-sich-ruhen-können und das Lebens so nehmen, wie es ist. Menschen, die sich auf den Individuationsprozess einlassen, erfahren Lebenssinn und Lebensfülle (STANGL 2006).

OBRIST (1987) formuliert das Ziel der Individuation als „Menschlichkeit und Einfachheit im Denken und Tun" (S. 222). Die Einfachheit und Gelassenheit lässt sich an psychisch reifen Menschen wahrnehmen. Sie ist Ausdruck von Bewusstheit. Obrist vergleicht dies mit der Rundsicht von einer Bergspitze hinab auf die Täler. Vieles, das man unten als übermäßig wichtig nimmt, erscheint von oben als klein und unbedeutend. Die Sicht, die der Gipfel bietet, setzt jedoch einen langen und mühseligen Aufstieg voraus. So wird auch das Leben aus der seelischen Mitte erst nach langer Arbeit an sich selber erreicht (S. 222).

MÜLLER (2003) beschreibt die Individuation als einen fortwährenden Prozess. Ziel dieses Prozesses ist die schöpferische Kooperation zwischen dem Ich-Bewusstsein und dem Selbst. So kann der Mensch den wechselnden Lebensanforderungen standhalten (S. 196).

3.4. Zusammenfassung und Ergänzungen

„Und da die Ganzwerdung und die daraus erfahrene Verwandlung nie gänzlich abgeschlossen sind, sind wir am Ziel, wenn wir weiterhin auf dem Weg der Ganzwerdung und Wandlung bleiben“ (WALCH 2005 S. 18).

In diesem letzten Kapitel des ersten Teils möchte ich eine kurze Zusammenfassung des bis hierher dargestellten Inhaltes geben und die mir noch wichtigen Dinge ergänzen.

In der ersten Lebenshälfte geht es darum, die ersten Schritte zu einem stabilen Ich zu entwickeln, also den Ich-Komplex im Jungschen Sinne auszudifferenzieren. Wie wir gesehen haben, entsteht das Ich aus der Matrix des kollektiven Unbewussten heraus und ist somit ein „Ableger“ des Selbst. Im Verlauf der Bewusstseinsentwicklung kommt es immer auch gleichzeitig zur Bildung der Persönlichkeitsinstanzen. Hierzu gehören das Ich, die Persona, der Schatten, die Anima und der Animus sowie das Selbst. Wie sich gezeigt hat, kommt in der frühen Phase dem Archetyp des Selbst eine entscheidende Rolle zu. Die Interaktion mit den Eltern führt zur Aktivierung der archetypischen Strukturen, die dem Mütterlichen und Väterlichen entsprechen.

Die Entwicklungsaufgabe ist im Folgenden die Loslösung und Ausdifferenzierung in Bezug auf die Elternkomplexe. In der Adoleszenz kommt es zur Phase der Loslösung von den Eltern und zur Autonomiegewinnung. Dem Archetypen des Helden kommt hier eine wichtige Funktion zu. In der ersten Lebenshälfte geht es in erster Linie um die Ich-Entwicklung, die mythologisch betrachtet, durch den Drachenkampf stattfinden kann. Weiter treten in der Adoleszenz die Archetypen des Weiblichen und Männlichen, also der Anima und des Animus aus ihrer Latenzphase. Sie werden in der Projektion erster Verliebtheit erfahren. Im folgenden frühen Erwachsenenalter erscheint wieder der Archetyp des Helden, der sich dem Sog des „Wiederverschlungenwerdens“ vom Mütterlichen bzw. vom Unbewussten widersetzen muss. Im weiteren Lebensabschnitt kommt es zum Umschwung von der Extraversion zur Introversion. In der zweiten Lebenshälfte geht es um neue Lebensaufgaben und Sinnfindungsprozesse. Der Archetyp des und der Alten Weisen haben hier ihre zentrale Aufgabe (ROTH 2003 S. 175f.).

In der Wandlung der zweiten Lebenshälfte werden die sich abgrenzenden Differenzierungen und Instanzen abgebaut. Dies geschieht nicht durch Regression, sondern durch Integration und Bewusstseinserweiterung. Es ist mit Schwierigkeiten verbunden, die unbewussten Anteile ins Bewusstsein zu integrieren.

Die Schwierigkeiten liegen darin, dass sich Bewusstsein und Unbewusstes kompensatorisch, also ausgleichend zueinander verhalten. Es geht somit immer um die Integration des entgegen gesetzten Inhalts. Dies alles bewegt sich in Richtung der Ganzheit des Selbst. Der Mensch stellt einen Bezug zu dieser Ganzheit her (WALCH 2005 S. 16).

In der ersten Lebenshälfte geht es um die Begegnung zwischen Ich-Bewusstsein und Teilen des Unbewussten. In der zweiten Lebenshälfte geht es um die Begegnung und Wiedervereinigung mit dem Selbst. Das Selbst wird nicht mehr als Gegensatz erfahren, sondern als Ganzheit der Psyche. Diese Ganzheit umfasst das Bewusstsein, das Unbewusste und alle Inhalte, somit auch das Ich. Das Selbst am Ende unterscheidet sich nun vom Selbst der Anfangssituation. Zu Beginn war das Ich im Unbewussten aufgelöst. Das Ich war sozusagen noch nicht geboren. Es war vom Uroboros umschlungen. Am Ende nun ist das Ich ein bewusstes und freiwilliges Instrument des Selbst. Die Ganzheit des Individuums zeigt sich symbolisch oft als Mandala.

Das Ich schließt sich an das Selbst an und erfährt es als umfassendes Zentrum der Gesamtpersönlichkeit. Somit hat eine Zentrumsverschiebung vom Ich zum Selbst stattgefunden. In diesem Zusammenhang spricht Neumann von der inneren kopernikanischen Wende. Die Persönlichkeit erfährt sich nicht mehr identisch mit dem Ich sondern mit dem Selbst. Mit dem Anschluss an das Selbst kommt es zur bewussten Erfahrung der Ich-Selbst-Achse. Im Individuationsprozess wird dieses Geschehen vom Menschen nachvollzogen (WALCH 2005 S. 16f.).

An dieser Stelle möchte ich anmerken, dass der Individuationsprozess jenseits von vorgegebenen Regeln und Normen verläuft. Bei jedem Übergang von der einen in die andere Phase können immer wieder die vorherigen Phasen auftauchen. In den vorangegangenen Kapiteln habe ich versucht, die verschiedenen Phasen und die dazugehörigen Archetypen relativ chronologisch darzustellen. Jedoch halten sich die archetypischen Bilder nicht an eine genaue Reihenfolge. Sie lassen sich nicht starr anordnen und festlegen. Man könnte es sogar zur Aufgabe der Archetypen zählen, dann in Erscheinung zu treten und bestimmte Entwicklungsschritte einzuleiten, wenn dies individuell als geboten erscheint. Die im vorangegangenen Teil skizzierten Prozessschritte sind als Grundstrukturen zu sehen, deren individuell gestalteter Verlauf die unterschiedlichsten Ausprägungen annehmen kann. KAST (1990) erklärt, dass der Individuationsprozess bei allen Menschen ganz individuell verläuft (S. 143).

Immer wieder überlappen sich die Phasen der Individuation und sind somit nicht klar von einander abzugrenzen. Trotz aller Variationen tritt jedoch mit naturhafter Gesetzmäßigkeit immer wieder ein sehr ähnliches Programm in Erscheinung (OBRIST 1987 S. 218).

Der Individuationsprozess stellt somit keine Norm dar. Er stellt meines Erachtens eine Art Orientierungsmodell dar, das auch für die kunsttherapeutische Praxis sehr hilfreich sein kann.

Wie ich in den vorangegangenen Kapiteln beschrieben habe, gibt es in jeder Lebensphase ein von der Natur aus angestrebtes Ziel, das oft sehr viel Mühe erfordert. Dieses Ziel kann erreicht, aber auch verfehlt werden. OBRIST (1987) erklärt, dass die anstehenden Aufgaben der seelischen Entwicklung in den frühen Lebensphasen, die nicht erfüllt werden, zu psychischen Störungen im Erwachsenenalter führen können. Es kommt zum Versagen im Beruf, zu Süchten und Kriminalität, zu Neurosen und Psychosen. Viele Menschen begeben sich in therapeutische Behandlung, um einen Umgang mit den geforderten Entwicklungsaufgaben zu finden (S. 223f.).

Auch die Kunsttherapie ist ein Ort, an dem uns Menschen begegnen, die anstehende Lebens- und Entwicklungsaufgaben noch nicht oder ungenügend bewältigt haben. Der nun folgende zweite Teil meiner Arbeit bezieht sich auf die Individuation und ihre Bedeutung für die Kunsttherapie.

TEIL 2:

Die Individuation und ihre Bedeutung für die Kunsttherapie

„Die Wirkung auf die ich hinziele, ist die Hervorbringung eines seelischen Zustandes, in welchem mein Patient anfängt, mit seinem Wesen zu experimentieren, wo nichts mehr für immer gegeben und hoffnungslos versteinert ist, ein Zustand der Flüssigkeit, der Veränderung und des Werden".
(JUNG in RIEDEL u.a. 2004 S. 20).

4. Der Individuationsprozess im Kontext der Kunsttherapie

> *„Durch Malen kommt der natürliche Individuationsprozess durch Kontakt mit den inneren Bildern in Gang und wird in Fluss gehalten"* (RIEDEL u.a. 2004 S. 295).

Um einen Bezug zur kunsttherapeutischen Praxis herzustellen, möchte ich im Folgenden die zwei Formen der Individuation anführen. JACOBI (1965) benennt zum einen den natürlichen Individuationsprozess. Dieser läuft autonom und ohne Teilnahme bewusster Auseinandersetzung ab. Im Grunde ist die Individuation ein natürlicher Prozess, der jedem Lebewesen gegeben ist. Zum anderen benennt sie den „künstlich" geförderten Individuationsprozess, der bewusst erlebt und verarbeitet wird. Durch die Anwendung spezifischer Methoden kann die Individuation verdichtet, intensiviert und bewusst gemacht werden. Der Individuationsprozess verläuft also entweder unbewusst oder er wird auf verschiedene Arten bewusst gemacht und dadurch zu einer höheren Differenzierung gebracht (S. 25). In diesem Zusammenhang unterscheidet OBRIST (1987) zwischen der spontanen und der begleiteten Individuation. Die begleitete Individuation findet hauptsächlich in einer Therapie und unter Begleitung eines Therapeuten statt. Es wird davon ausgegangen, dass die Psyche als Ganzes ein selbstregulierendes System ist. In Form von Träumen, Phantasien oder kreativen Einfällen trägt das Unbewusste weiterführende Botschaften an das Bewusstsein heran. Diese bildhaften Botschaften müssen erst entschlüsselt und verstanden werden. An dieser Stelle kann der Therapeut behilflich werden (S. 214ff.). KAST (1990) versteht den therapeutischen Prozess als Individuationsprozess. Dieser Prozess besteht vor allem darin, dass sich das Unbewusste und das Bewusstsein im Bereich der jeweilig belebten Inhalte im Symbol verbinden. Die Symbolbildung ermöglicht die schöpferische Entwicklung der Persönlichkeit (S. 16). Der therapeutische Rahmen schafft eine fördernde Umgebung für den Individuationsprozess. Auch die Berücksichtigung intrapsychischen Geschehens wirkt sich fördernd aus. Aufgabe des Therapeuten ist, mit viel Geduld und Sympathie, Beistand zu leisten (SAUMUELS u.a. 1989a S. 110). Der Individuationsprozess kann in der psychotherapeutischen Arbeit angeregt, intensiviert und bewusst erlebt werden. Dies verhilft dem Menschen zu einer größeren „Vollständigkeit". Um dies zu erreichen besteht der Inhalt der Therapie aus der Aktivierung unbewusster Inhalte. Diese können Schicht für Schicht durchgearbeitet werden. Wichtig ist hier der Mut zu wagen, zu leben und zu erleben. Irgendwann führt der Weg zur Quelle unseres Seins, der von Jung als Selbst bezeichnet wird.

Es muss darauf geachtet werden, dass das Ich gegenüber den mächtigen Inhalten des Unbewussten standhalten kann. Für den Individuationsprozess ist eine zu rigide Abwehr ebenso hinderlich wie ein zu durchlässiges Ich (JACOBI 2006 S. 110).

In der Therapie ist ein lebendiger Austausch zwischen dem Unbewussten und dem Bewussten sehr wichtig. Neumann spricht in diesem Zusammenhang von einem Kommunikationsweg über die Ich-Selbst-Achse. Über diese Achse kann das Ich mit dem Selbst, seinem Ursprung, in Kontakt bleiben. Somit besteht eine flexible Kommunikation mit dem Unbewussten (ROTH 2003 S. 179). Die Auseinandersetzung des Bewusstseins mit dem Unbewussten treibt den Individuationsprozess voran (KAST 1996 S. 143). Der natürliche Individuationsprozess verläuft weitgehend unbewusst. In der Therapie kann er bewusst gemacht und gefördert werden (WISCHMANN 2005 S. 7).

Wie könnte nun aber die kunsttherapeutische Begleitung des Individuationsprozesses aussehen? JACOBI (1965) formuliert das möglichst vollständige Entwickeln der Persönlichkeit als Aufgabe der Therapie und als Ziel des Lebens. Es bringt inneren Frieden und die höchste Art von Glück (S. 27). Auch die Kunsttherapie kann zur Entwicklung der Persönlichkeit beitragen. Sie versucht den natürlichen Individuationsprozess durch die Möglichkeiten des Malens, des Zeichnens und des kreativen Gestaltens zu vertiefen und zu ergänzen. Die Chance der Kunsttherapie besteht darin, dass der jeweilige Mensch durch kreatives Tun in den Kontakt mit seinem schöpferischen Urgrund kommt. JACOBI (1965) erklärt, dass der Mensch im geförderten Individuationsprozess nicht mehr passives Objekt ist, sondern aktiv mitgestaltet. Der Weg wird bewusst begangen und erlebt. Den Mitteilungen aus dem Unbewussten wird ein Platz eingeräumt (S. 29). Genau dies ist ein Aspekt der Kunsttherapie. Die aus dem Unbewussten kommenden Impulse sind ziel- und sinngebend. Sie zeigen sich in spontan gemalten Gestaltungen. Die unbewussten Mitteilungen treten aus dem Malenden heraus und werden zum Gegenüber. Sie bekommen in der Gestaltung eine Form. Sie werden gesehen und können im weiteren kunsttherapeutischen Verlauf verändert werden. Eine bewusste Auseinandersetzung kann stattfinden. Dies ermöglicht letztlich die Integration und Bewusstwerdung der unbewussten Inhalte. Die Kunsttherapie kann durch Reflexion der entstandenen Gestaltungen größere Bewusstheit hervorrufen und so den Individuationsprozess fördern. KAST (1998b) sieht das Ziel des Individuationsprozesses darin, dass der Mensch immer weniger durch die Kräfte des Unbewussten fremdbestimmt wird. In der Therapie geht es darum, in einem Dialog zwischen Bewusstsein und Gesellschaft sowie zwischen Bewusstsein und Unbewusstem zu treten (S. 85).

4.1. Die therapeutische Arbeit mit den Archetypen

> *„Der Archetyp wird in der Realität der Biografie sowie der aktuellen Lebensgeschichte integriert und damit „nutzbar" gemacht (...)"* (ROTH 2003 S. 117).

Wird der Individuationsprozess als ein autonomer Prozess betrachtet, stellt sich die Frage, welche Instanz der Psyche diesen Prozess sinnvoll steuert? Die zentrale Instanz wird von den Archetypen gebildet. Hierbei kommt dem Archetyp des Selbst die entscheidende Rolle zu. Das Selbst ermöglicht es, sinnvolle Symbolabfolgen und Handlungen hervorzubringen. Der Archetyp des Selbst übernimmt hierbei die „Regieführung" (ROTH 2003 S. 174).

Wie ich im ersten Teil meiner Arbeit erläutert habe, vollzieht sich der Prozess menschlicher Bewusstseinsentwicklung in archetypischen vorgegebenen Stadien. Daraus lässt sich folgern, dass das Auftauchen dieser Stadien nicht sinnlos geschieht.

ROTH (2003) definiert die archetypischen Strukturen als „vernetzte" Strukturelemente im kollektiven Unbewussten. Diese können sich überschneiden und ergänzen. Die archetypischen Motive werden in verschiedenen Bildern zum Ausdruck gebracht (S. 107f.). Das Ich-Bewusstsein begegnet in seinen Entwicklungsschritten verschiedenen, aufeinander folgenden Archetypen. Diese erlangen somit eine entwicklungsgeschichtliche Bedeutung. Sie bestimmen die Stadien der Bewusstseinsentwicklung und bieten uns für die Therapie eine Orientierung in der Symbolik des kollektiven Unbewussten. Das Selbst bedient sich jeweils dem Archetypen, der die nächste Phase der Bewusstseinsentwicklung bestimmt. Der jeweilige Archetyp begegnet dem Ich und Wandlung findet statt (WALCH 2005 S. 3f.). Das kollektive Unbewusste bildet sich in archetypischen Bildern und Symbolen ab. Die bildhafte Kontaktaufnahme der Archetypen mit dem Bewusstsein lässt sich phänomenologisch beschreiben. Jedes Entstehen und Vergehen eines archetypischen Musters stellt einen Individuationsschritt dar. Der Ablauf geschieht durch einen natürlichen Energiefluss. Wenn der Energiefluss der Individuation gestört wird, können Stauungen entstehen. Die Folge dessen sind neurotische oder psychotische Symptome (SAUER in MÜLLER 2003 S. 414). Seelische Störungen können ein Ausdruck dafür sein, dass sich der Mensch von seinen archetypischen Wurzeln und damit der Beziehung zu seinem Unbewussten entfernt hat. Dies ist jedoch Voraussetzung für eine gesunde Selbstregulation die auf archetypischer Basis verläuft (MÜLLER 2003 S. 33). Die Beziehung vom Ich zum Unbewussten verändert sich im Laufe der Entwicklung. Mythologisch äußert sich dieser Entwicklungswandel in verschiedenen archetypischen Gestalten.

Hierzu gehört, wie im ersten Teil ausführlich beschrieben, die Gestalt des Uroboros, der Großen Mutter und des Großen Vaters sowie des Drachens etc.. Die auftauchenden mythologischen Gestalten wie z.B. der Jüngling oder der Held können als Wandlungsstufen des Ichs interpretiert werden (NEUMANN 2004 S. 267). Hierzu formuliert JACOBI (2006): „In der Sprache des Unbewussten, die eine Bildsprache ist, erscheinen die Archetypen in personifizierter oder symbolischer Bildform" (S. 53). Die Kunsttherapie bietet dem Betreffenden die Möglichkeit, archetypisch belebte Motive im Bild auszudrücken und im weiteren Verlauf zu bearbeiten. ROTH (2003) erklärt, dass die Grundüberlegungen Jungs über das individuelle und kollektive Unbewusste mit seinen Archetypen und dessen Ausdrucksformen in der Gestaltungs- und Kunsttherapie eine wichtige Bedeutung erlangt haben (S. 212). Er erklärt: „Die Annahme, das Unbewusste verfüge an Hand seiner energetisch bedeutsamen archetypischen Elemente über eine Tendenz, sich kreativ und sinnstiftend auszudrücken, lässt sich im Bereich der Gestaltung und Kunst wieder finden und therapeutisch nutzen" (ROTH 2003 S. 212).

4.1.1. Das Bewusstmachen von unbewussten archetypischen Anteilen

Ziel des Individuationsprozesses ist eine möglichst vollständige Selbstverwirklichung. Voraussetzung hierfür ist die Bewusstmachung, Auseinandersetzung und Integration in Bezug auf Inhalte des individuellen und kollektiven Unbewussten. Innerhalb der Therapie geht es darum, diesen Individuationsprozess zu begleiten, zu fördern und zu intensivieren. Dieser Ansatz beinhaltet vor allem das Bewusstmachen von unbewussten Inhalten (ROTH 2003 S. 82). Während des Therapieverlaufs treten die archetypischen Themen sehr oft in einer ähnlichen Reihenfolge auf. Nach Jung geht es in der Begleitung der Individuation zuerst um die Integration des Schattens und die Modifikation der Persona, anschließend um die Differenzierung von Anima und Animus und am Ende um die Auseinandersetzung mit dem Selbst. Dieser Ablauf sollte dem Therapeuten eine Orientierung bieten. Jedoch sind die Stadien niemals scharf voneinander abzugrenzen. Häufig kommt es zu Überlappungen und Variationen der Erscheinungen (OBRIST 1987 S. 217f.).

Der Schatten stellt, wie wir im ersten Teil meiner Arbeit erfahren haben, die weniger bekannte und anerkannte Seite eines jeden Menschen dar. ROTH (2003) erklärt, dass die Bewusstmachung des Schattens eine wichtige Aufgabe im therapeutischen Prozess ist. Hierzu gehört das Erkennen und Zurücknehmen von Projektionen.

Es geht darum, dass man verborgene Seiten an sich entdeckt und diese in Folge dessen nicht mehr an anderen Menschen sieht und bekämpft. Die im Schatten liegenden Persönlichkeitszüge die als peinlich und störend erlebt wurden, können so anerkannt werden. Dies bedeutet auch, dass man immer mehr Verantwortung für die unangenehmen Seiten in sich übernimmt. So überträgt man die verdrängten Anteile nicht mehr auf andere Menschen. Indem unbewusste Schattenanteile integriert werden, kommt es zur Modifikation der Persona. Rigide Abwehrvorgänge lassen nach und die Persona kann bewusst gehandhabt werden. Sie kann ihre eigentliche Funktion als Vermittlerin zwischen inneren und äußeren Gegebenheiten erfüllen (S. 82f.).

Hierzu formuliert JUNG (1964): „Der Zweck der Individuation ist nun kein anderer, als das Selbst aus den falschen Hüllen der Persona einerseits und der Suggestivgewalt unbewusster Bilder andererseits zu befreien" (S. 192). Die Kunsttherapie kann hier einen wertvollen Beitrag leisten, indem sie den Menschen unterstützt, sich nicht mehr hinter einer Maske zu verstecken, sondern sein wahres Wesen zu erkennen. Vor allem auch die Arbeit in der Gruppe, wie sie in der Kunsttherapie oft stattfindet, kann helfen den Schatten rasch und intensiv zu erleben. RIEDEL u.a. (2004) erklärt, dass es zu Spiegelungen im Gegenüber und dessen gemaltem Bild kommen kann. Weiter ereignen sich Widerspiegelungen des eigenen Schattens im selbst gemalten Bild. Der Schatten wird während der Besprechung durch die Gruppe an den Betreffenden zurückgekoppelt. Die Rückmeldung der Gruppenmitglieder führt zur Bewusstmachung. In bildhaften Gestaltungen erscheint der Schatten oft in bestimmten Symbolbildungen wie z.B. dem schwarzen Mann, dem Verführer oder dem Verfolger. Die Symbole erscheinen dann häufig im linken unteren Quadranten, der für den Quadranten des Unbewussten steht. Als Farbe wird hier oft schwarz, braun oder violett verwendet. Abgewertete oder verdrängte Schattenteile werden oft von der Gruppe erkannt und benannt. Das bisher entwertete Positive, das sich im Schatten verbergen kann, wird so mehr und mehr bewusst. Die Gruppe hat dabei eine hilfreiche Funktion (S. 211).

Im weiteren therapeutischen Prozess treten möglicherweise die Figuren der Anima und des Animus auf. Zuerst werden sie nur in der Projektion erlebt. Aufgabe des Therapeuten ist es, dem Patient zu helfen, diese Figuren als innere seelische Figuren zu erkennen. Dann können sie möglicherweise integriert werden (RUBIN 1991 S. 123).

Die kunsttherapeutische Praxis bietet eine gute Möglichkeit mit diesen Figuren zu arbeiten. Vor allem während der Gruppenarbeit kommt es zu nützlichen Interaktionen. RIEDEL u.a. (2004) benennt die gegengeschlechtlichen Spiegelungen und Projektionen der eigenen Anima und des eigenen Animus auf das Gegenüber.

Es kommt zur Belebung des Vater- und Mutterbildes. In manchen Personen in der Gruppe wird der Vater/die Mutter, der Bruder/die Schwester, der Partner/die Partnerin etc. wiedererkannt. Alle positiven wie negativen Erfahrungen, die man mit ihnen gemacht hat werden wieder belebt. Verwicklungen im äußeren Leben beruhen oft auf der Nicht-Unterscheidung des eigenen inneren Bildes von dem Projektionsträger, der unsere Übertragung auffängt. Durch das Bewusstwerden dieses Vorganges werden die Erwartungen und Enttäuschungen, die man mit den Menschen verbindet, erkannt und damit neu gestaltbar. Auch spiegeln sich Anima- und Animusfiguren sehr oft in den Bildern. Durch die Betrachtung und Besprechung in der Gruppe können sie bearbeitet werden. Die Gruppe ermöglicht Spiegelungen des Animus und der Anima im Gegenüber und auch in dessen Bild. Weiter kommt es zu Spiegelungen der eigenen Animus- und Animavorstellung im eigenen Bild. In der Besprechung werden diese Spiegelungen an die Gruppe rückgekoppelt. Die Rückmeldung der Gruppe auf das eigene Bild und Verhalten führt zur Bewusstmachung des noch Unbewussten. Das Mütterliche sowie Weibliche zeigt sich raumsymbolisch überwiegend im unteren

Teil des Bildes. Die persönliche Mutter erscheint eher im unteren, rechten Quadranten, die überpersönliche Mutter zeigt sich überwiegend im unteren, linken Quadranten. Die Erfahrung des Väterlichen zeigt sich im oberen Teil des Bildes, vor allem in der linken oberen Ecke (S. 212). Zusammengefasst lässt sich sagen, dass die Kunsttherapie einen wesentlichen Beitrag zur Bewusstmachung unbewusster archetypischer Inhalte leisten kann.

4.1.2. Anregung durch archetypische Motive in der Therapie

Zum einen liegen dem Individuationsprozess autonome archetypische Wirkfaktoren zugrunde, auf die jeder Mensch zurückgreifen kann und die auch „im Stillen" wirken. Zum anderen lässt sich durch die Bewusstmachung des Unbewussten der Individuationsprozess anregen und intensivieren. Die Bearbeitung bestimmter Konfliktthemen kann dazu führen, dass Archetypen konstelliert werden. Auch kann man bewusst auf archetypische Elemente zurückgreifen. Sie vermitteln symbolhafte Botschaften und fördern damit psychisches Wachstum (ROTH 2003 S. 111ff.). Die Archetypen erscheinen meist sinnvoll geordnet. Diese Tatsache ist Voraussetzung für die Möglichkeit, dass die noch fehlenden oder schlummernden Urbilder erinnert werden können. Indem elementare Symbole in der therapeutischen Praxis eingebildet werden, lassen sich entsprechende Archetypen anreizen.

Dies ermöglicht der betreffenden Person unvollständig vollzogene Entwicklungsstufen nachzuholen. Oft gelangt das Ich durch den Verlust der Beziehung zum Selbst in Verarmung. Der Wider-Anschluss an ein Urbild bewirkt nach Neumann sehr häufig eine produktive Persönlichkeitsveränderung (SCHOELLER 2006 S. 1f.). Dieser Prozess lässt sich in der Kunsttherapie nützen und trägt zur Förderung des Individuationsprozesses bei.

ROTH (2003) beschreibt die Wirkung der archetypischen Motive als sehr belebend. Sie bieten Ausgleich zu den eigenen unerfüllten Bedürfnissen. Jedoch reicht Faszination alleine nicht um Reifungsschritte zu bewirken. Die Bewusstmachung archetypischer Aspekte bedarf einer konstruktiven Auseinandersetzung. Es geht darum, die archetypischen Erlebnisse in die reale oder erinnerte Konfliktsituation zu integrieren (S. 115f.). Exemplarisch möchte ich die therapeutische Nutzung des Archetypen der Großen Mutter aufzeigen.

Es gibt Patienten, die aufgrund ihrer Lebensgeschichte einen negativen Mutterkomplex entwickelt haben. Dies sind vor allem Patienten, deren Mutter nicht in der Lage war, die Bedürfnisse ihres Kindes ausreichend wahrzunehmen. Der Komplex wird als Strukturelement im Unbewussten erhalten. Durch neue Erlebnisse in Bezug auf das Grundthema wird der Komplex aktualisiert. Diese Einzelschicksale können auch als Erfahrungsschatz der Menschheitsgeschichte betrachtet werden.

Der Archetypenlehre entsprechend liegt dem Komplex, hier dem negativen Mutterkomplex, ein Kern zugrunde, der diese Erfahrungen symbolisch widerspiegelt. In der Therapie geht es nun darum diesen Komplex und seine archetypischen Wurzeln zu entdecken und zu verstehen. So kann er in die psychische Struktur und das Erleben des Patienten eingegliedert werden. Im therapeutischen Prozess bietet sich die Möglichkeit, dem Patienten die entwicklungsfördernden und heilsamen Kräfte zu eröffnen, die in den archetypischen Mustern bereit liegen. Der Archetyp der Großen Mutter ist in jedem Mensch enthalten. Auf diese Keimzelle für psychisches Wachstum und Entwicklung kann in der Therapie zurückgegriffen werden. Dieser Archetyp ermöglicht es, die negativen und unzureichenden Erfahrungen der Kindheit zu kompensieren. Dem Individuationsgedanken liegt das Wissen um die Selbstheilungstendenz zugrunde. So wird sich der Archetyp der Guten Mutter in symbolhafter Gestalt zeigen. Im weiteren Schritt geht es dann um die Kontaktaufnahme und die Auseinandersetzung mit den archetypischen Bildern. So kann ein Heilungsprozess stattfinden. Der Patient mit seinem realen Mangel steht in Kontakt mit den tiefen Schichten seines kollektiven Unbewussten und den Archetypen. Diese enthalten eine fürsorgliche und mütterliche Haltung (ROTH 2003 S. 118f.).

Auch die Betrachtung entsprechender Mutterbilder und deren Einbettung in einen archetypischen Zusammenhang kann sehr fruchtbar sein und zu verschiedenen Reaktionen führen (MÜLLER 2003 S. 287).

Eine weitere Möglichkeit des Vorgehens für die kunsttherapeutische Praxis wäre, ein archetypisch bedeutsames Thema vorzugeben und dieses gestalten zu lassen. JACOBI (1992) benennt in diesem Zusammenhang z.B. das Motiv Wasser, Quelle, Fisch, Baum oder Auge etc.. Diese Bildmotive beruhen auf einem archetypischen Grundmuster und üben den Effekt aus, dass das Unbewusste der Malenden konstelliert wird. Im Gestalten kommt es zum Selbstausdruck, zur Befreiung von gestauten Emotionen und einer Neuverteilung der psychischen Energie. Im Symbol zeigen sich Themen, die zuvor noch im Hindergrund der Psyche enthalten waren (S. 247). In den Symbolen bilden sich oft schwierige Lebensthemen ab. Gleichzeitig bergen sie auch neue Lebensmöglichkeiten in sich. Somit bildet das Symbol immer ein Hemmungsthema ab, das zugleich auch ein Entwicklungsthema ist (KAST 1996 S. 63). Die jeweils anstehenden Entwicklungsthemen werden über das Symbol an das Bewusstsein herangetragen. Indem es zur schöpferischen Auseinandersetzung mit dem Symbol kommt, kann sich die Persönlichkeit entwickeln und können Probleme gelöst werden (KAST 2002 S. 138). Auch in der kunsttherapeutischen Gruppenarbeit kann mit archetypischen Motiven gearbeitet werden. RIEDEL u.a. (2004) benennt beispielhaft das Motiv der Quelle, das zur Imagination und zum Malen vorgegeben wird. Jedes Symbol setzt sich aus der Erinnerung und auch aus der Erwartung und Sehnsucht zusammen.

Die überindividuellen Menschheitssymbole rufen in jedem einzelnen verschiedene Erfahrungen hervor. Im Symbol der Quelle wird z.B. erfahrbar, wie die eigenen Ursprünge als Kind erlebt wurden, wie man zur Quelle im eigenen Leben steht und wie das Verhältnis zur Quelle in einem selbst ist. In einem überpersönlichen Symbol werden auch die individuellen Varianten eines jeden spürbar. Im Symbol vermischt sich Aktuelles und Biographisches mit Archetypischem und Finalem (S. 225). Jedes Symbol enthält positive und negative Aspekte. Das Symbol der Quelle kann so auf eine eher positive oder negative Tönung des Mutter-Komplexes hinweisen. Der Gestaltende kann dabei erkennen, mit welchen Emotionen er diesem symbolisch-archetypischen Motiv begegnet. Durch den Vergleich mit den Bildern der anderen Gruppenmitglieder kann der persönliche Aspekt noch deutlicher bewusst werden. In der Gruppe zeigt sich die Fülle der Aspekte, die ein Symbol enthält (RIEDEL u.a. 2004 S. 201).

Ich denke, dass die archetypische Instanz, mit ihren kreativen und reifungsfördernden Intentionen, einen wesentlichen Aspekt der kunsttherapeutischen Arbeit darstellt.

4.2. Die Kunsttherapie als gestaltende Arbeit mit dem Material aus dem Unbewussten

> *„Wenn die unbewussten Inhalte infolge ständiger Nichtbeachtung sich aufstauen, dann erzwingen sie sich schließlich einen Einfluss auf das Bewusstsein, und zwar einen Krankhaften"*
> (JUNG in ALT 1995 S. 32).

Das Malen aus dem Unbewussten, wie es sich in der Kunsttherapie ereignet, ist eine kreative Möglichkeit, dem Unbewussten zu begegnen und sich mit ihm auseinanderzusetzen. Ich empfinde es als äußerst wichtig, die potentiell mögliche Entwicklung des Individuums nicht nur verstandesgemäß nachzuvollziehen, sondern sie auch in die Praxis umzusetzen. Gerade die Kunsttherapie bietet die Möglichkeit sowohl die intellektuelle Art als auch den Gefühlswert der Dinge zu erfassen. Im kunsttherapeutischen Tun kann der Mensch das Leben verstehen, erleben und erfahren. So erklärt JUNG in JACOBI (1965): „Nicht die Wahrheit zu wissen, sondern sie zu erfahren, tut eben not. Nicht eine intellektuelle Anschauung zu haben, sondern den Weg zur inneren, vielleicht wortlosen, irrationalen Erfahrung zu finden, ist das ganze Problem" (S. 116).

Auch C. G. Jung selbst hatte das Bedürfnis, den seelischen Zustand der Patienten im Bild zu erfassen. Er verweist auf die Wichtigkeit des bildnerischen Ausdrucks im Kontext der Therapie (JACOBI 1992 S. 6). Jung gab Anstöße dazu, gestalterische Mittel in der Therapie zu nutzen. Er selbst versuchte Bilder für seine Emotionen zu finden und diese zu malen. Die gestalterische Aktivität wurde unentbehrlich für ihn (RIEDEL u.a. 2004 S. 17).

Jung formuliert: „Das Ziel lautet nicht, Kunst zu produzieren, sondern das, was aus verborgenen Quellen stammt - und durch künstlerische Mittel ans Licht gebracht werden kann -, so zu nützen, dass Verständnis, Bewusstsein, Wachstum und Veränderung gefördert werden" (S. 40). Die tiefenpsychologisch fundierte Kunsttherapie steht unter dem Einfluss von Jung. Er selbst hat sich zeitlebens mit ihrer Bedeutung für die menschliche Psyche, die Psychotherapie und die Individuation beschäftigt. Die Auseinandersetzung mit Bildern und kreativen Gestaltungen stellte für ihn einen wesentlichen Aspekt seiner Arbeit dar.

Für Jung bietet das Gestalten eine Möglichkeit Kontakt mit den unbewussten Bildern aufzunehmen. Der Patient wird im Gestalten aktiv und kommt so nicht nur in gedanklichen, sondern auch in einen affektiven Kontakt mit seinem Unbewussten. Für Jung spielt das Prinzip des schöpferischen Gestaltens eine Rolle. Im nächsten Schritt ist jedoch immer das Prinzip des Verstehens sehr wichtig.

Nur so kann Gestaltetes auch verstanden, in Bezug gesetzt und letztlich integriert werden (SCHATTMAYER-BOLLE in MÜLLER 2003 S. 150). Für Jung stellt jedes Bild ein Selbstbild dar. Indem ein Patient sich selber malt, gestaltet er sich auch (RIEDEL u.a. 2004 S. 20). Das Malen dient der Selbstgestaltung. Die Bilder, die oft zufällig aus dem Moment heraus entstehen, haben sehr viel mit uns selbst zu tun. Jeder Mensch bevorzugt andere Farben, Formen und Symbole. So fällt es manchen Menschen schwer, bestimmte Farben zu benützen. Oft sind es dunkle Farben die z.B. für den Schatten stehen. Einige Personen haben Probleme, eckige Formen zuzulassen und andere fürchten sich vor runden und harmonischen Formen. Immer wieder entsteht Angst vor dem Runden und damit dem Verlust der klaren Konturen. Es kommt zur Angst vor Vereinnahmung, die im Zusammenhang mit Furcht vor dem positiven Mutterarchetyp steht. Indem die Bilder beim Gestaltungsvorgang immer feiner und komplexer werden, kommt es zur Selbstgestaltung. Irgendwann wird es möglich, die ganze Skala der Farben und Formen zuzulassen. Die Selbstgestaltung durch Malen ermöglicht die Gestaltung des Ichs und die Gestaltung des Selbst, das dem Ich übergeordnet ist. Das Selbst kann hervortreten, sichtbar werden und von Bild zu Bild deutlicher erscheinen. Dieses Selbstwerden, also die Individuation, ist für Jung der Heilungsweg (RIEDEL u.a. 2004 S. 12f.).

Wie auch unter Punkt 1. erwähnt, bezieht sich das Therapiekonzept Jungs auf die natürliche Entwicklungstendenz des Menschen. Dieses Konzept geht davon aus, dass jeder die Fähigkeit zu wachsen und sich zu entwickeln besitzt. Bilder, Symbole und Träume stellen für Jung Nachrichten aus dem Unbewussten dar. Diese geben Hinweise auf tiefe Entwicklungstendenzen, die in jedem Menschen ruhen. Die inneren Bilder zeigen sich oft in spontanen Einfällen, die dann gemalt und gestaltet werden können. Die Bilder aus unserem Unbewussten unterscheiden sich sehr oft vom bewussten Erleben des Ichs. Damit diese Bilder der Selbstgestaltung einer Person dienen können, ist es wichtig, dass das Ich mit dem Bild in Kontakt tritt (RIEDEL u.a. 2004 S. 14ff.). Immer wieder begegnet der Malende während des Gestaltungsprozesses

Schwierigkeiten, mit denen er sich auseinandersetzen muss. Sie sind ein Spiegel der psychischen Schwierigkeiten, denen die Person auch im Leben ausgesetzt ist. Ein Mensch der beispielsweise im Leben Schwierigkeiten hat sich auf Situationen mit ungewissem Ausgang einzulassen, wird dies an entsprechender Stelle auch im Gestaltungsprozess spüren (DANIEL in MÜLLER 2003 S. 268).

Der gestalterische Prozess, wie er sich in der Kunsttherapie ereignet, dient der seelischen Selbstorganisation und Strukturierung. Über die Berührung und die Bewegung mit dem Material drücken sich innere Spannungen und Regungen aus.

Diese werden in der Gestaltung sichtbar und spürbar. In der Kunsttherapie wird somit die Gestaltung zum Helfer. Sie wird zu einem Dritten. Es ereignet sich ein Wechselspiel von psychischen Kräften und Gegenkräften. Es kommt zu einer ressourcenorientierten Dynamik. Die Gestaltung kann vor dem Hintergrund der therapeutischen Beziehung angeschaut und nachvollzogen werden. So kann es zur Bearbeitung des entstandenen Werkes kommen. In der Kunsttherapie kommt es zum Ausdruck der psychischen Innenwelt des Patienten. Hierbei ist es wichtig, den Entstehungsprozess, die entstandene Form, die Struktur des Werkes und alle transportierten Inhalte als Ausdruck der psychischen Innenwelt zu verstehen. Somit dient der gesamte Prozess der seelischen Selbstorganisation (SCHATTMAYER-BOLLER in MÜLLER 2003 S. 150).

In der Kunsttherapie spielen die Fantasie sowie die Kreativität eine wichtige Rolle. Die Fantasie wird als freier Fluss von Gefühlen, Gedanken und unbewussten Bildern beschrieben. Gerade diese unbewussten Bilder sind Ausdruck der Selbstregulation der Psyche. Jung bezeichnet die Fantasie als Basis für schöpferische Ideen und Gestaltungen. Aus ihr gehen die Antworten auf alle beantwortbaren Fragen hervor. Indem der Mensch bewusst mit seinen Fantasien in Kontakt tritt, kann eine schöpferische Fusion der bewussten und unbewussten Bereiche der Psyche stattfinden (KUPTZ-KLIMPEL in MÜLLER 2003 S. 199f.).

Die Kreativität ermöglicht, die Grenzen des konkret Erfahrbaren zu überspringen. Festgeschriebenes wie auch Alltägliches kann überschritten werden. Durch kreatives Tun werden die gewordenen Grenzen erweitert und Neues wird möglich. Der Mensch wird lebendiger, fühlt sich betroffener und hat Energie zum Handeln (KAST 1998b S. 103). Das Malen und Gestalten setzt Kräfte der Selbstgestaltung frei. Es ist ein

Mittel um den Individuationsprozess zu fördern. Jung beobachtet, dass sich der Individuationsprozess in symbolisch-kreativen Vorgängen widerspiegelt. Der Individuationsprozess, der ein natürlicher Prozess ist, kann in der therapeutischen Arbeit unterstützt und gefördert werden (RIEDEL u.a. 2004 S. 24f.).

Als übergeordnetes Therapieziel formuliert JUNG in RIEDEL u.a. (2004): „Die Hervorbringung eines seelischen Zustands, in welchem mein Patient anfängt, mit seinem Wesen zu experimentieren, wo nichts mehr für immer gegeben und hoffnungslos versteinert ist, ein Zustand der Flüssigkeit, der Veränderung und des Werdens" (S. 20). Meines Erachtens bietet die Kunsttherapie, als gestaltende Arbeit mit dem Material aus dem Unbewussten, dem Patienten die Möglichkeit wieder mit seinem Wesen zu experimentieren und Veränderung zu erleben.

4.2.1. Der schöpferische Dialog mit dem Unbewussten

Der Analytischen Theorie liegt die Theorie des Schöpferischen zugrunde. In den Werken von C. G. Jung und E. Neumann ist diese Theorie von grundlegender Bedeutung. Beide benennen die Entfaltung der schöpferischen Kräfte als eines der Hauptziele der Individuation. Das Schöpferische beschreibt die Empfänglichkeit des Menschen für Inspiration und schöpferische Impulse aus den tiefen Quellen des Unbewussten. In einem therapeutischen Prozess, der auf Ganzwerdung der Person ausgerichtet ist, ist das Schöpferische die heilende Lebensenergie. Das Unbewusste enthält neue Gedanken und schöpferische Ideen, die jedes Individuum bereichern können. Vor allem im kreativen Tun kann die psychische Lebensenergie in positive Bahnen gelenkt werden (HARK in MÜLLER 2003 S. 373). Meines Erachtens bietet die Kunsttherapie dem Menschen die Möglichkeit mit den im Unbewussten schlummernden Kräften in Kontakt zu treten.

Jung geht davon aus, dass ein Mensch der körperlich und seelisch an das Schöpferische angeschlossen ist, einen Zugang zu seinen Ressourcen und Selbstheilungskräften hat. Auch erachtet er es als äußerst wichtig, dass sich jeder Mensch im Individuationsprozess über seinen schöpferischen Instinkt bewusst wird (KAST in MÜLLER 2003 S. 241). Ich denke, dass die Kunsttherapie einen wesentlichen Beitrag dazu leisten kann. RIEDEL u.a. (2004) erklärt, dass Jung die kreative Fähigkeit in einen autonomen Bereich der Psyche ordnet. Dieser bleibt auch bei Störungen in anderen autonomen Bereichen der Psyche funktionsfähig und ermöglicht Heilung. Jung betrachtet das Schöpferische im Menschen als einen selbständigen Organismus und als autonomen Komplex. Selbst wenn manche Persönlichkeitsinstanzen pathogene Veränderungen aufweisen, kann der schöpferische Prozess zur Entwicklung und Heilung beitragen. Die Psyche des Menschen ist auch in schwierigen Lebenssituationen fähig kreativ zu werden. In allen Stagnationszuständen in denen der Zugang zu den inneren Bildern fehlt, hilft der Zugang zum Schöpferischen um wieder in den Fluss der inneren Bilder zu kommen (S. 307).

Die Psyche ist schöpferisch, um aus einem Ungleichgewicht heraus immer wieder in ein Gleichgewicht zu finden. Dazu muss sich der Mensch an die Anforderungen der Außen- und Innenwelt anpassen (KAST 2002 S. 13). Im Prozess der schöpferischen Wandlung kommt es zu Spannungen zwischen dem Unbewussten und dem Ichbewusstsein. Das Aushalten dieser Spannung beinhaltet immer einen Weg des Leidens. Nur dadurch kann etwas Drittes, das die Gegensätze „transzendiert", entstehen (NEUMANN 1995 S. 50).

Das Aushalten der Spannungen ist eine wesentliche Haltung im Individuationsprozess. Diese Haltung ist mit der Hoffnung auf schöpferische Wandlung verbunden. Die Spannung zwischen dem Bewussten und Unbewussten ist notwendig für die schöpferische Veränderung (KAST 1996 S. 152). Viele Menschen die uns in der Therapie begegnen, befinden sich in einer Krise. Die Krise ist immer Höhepunkt und zugleich auch Wendepunkt einer Situation. Sie beschreibt, dass sich etwas verändert. Beim Menschen in der Krise „gärt" das Problem. Ein neues Entwicklungsthema steht an und muss integriert werden. Viele Menschen haben Angst vor der anstehenden Veränderung. Es wird davon ausgegangen, dass bei der Zuspitzung der Krise schon mögliche neue Lebensthemen unbewusst vorhanden sind. Das Neue muss erst entbunden werden, da es während der Krise oft noch nicht wahrnehmbar ist. Der schöpferische Umgang mit dem eigenen Leben ist für Jung ein wichtiger Bestandteil der Therapie (KAST 2002 S. 17).

Meines Erachtens ist Kunsttherapie eine Therapieform, die ausdrücklich mit dem Schöpferischen arbeitet. Im kunsttherapeutischen Prozess entstehen schöpferische Gestaltungen die das Innerste eines Menschen im Außen sichtbar machen. Diese Inhalte werden so auch für mich als Therapeuten sichtbar. Im Prozess des Gestaltens, der oft über eine längere Zeit hinweg stattfindet, können Gestaltungen weiterentwickelt und verändert werden. Der Patient verbindet sich im Gestaltungsvorgang mit seinen Ressourcen und kommt so in Kontakt mit der ihm innewohnenden Kraft. In der Kunsttherapie kann der Patient in einen dosierten und begleiteten Kontakt mit seinem Unbewussten treten, in dem die heilsamen Kräfte des Schöpferischen schlummern.

4.2.2. Der blockierte oder krankmachende Dialog mit dem Unbewussten und die Möglichkeiten der Kunsttherapie

Der Mensch im Individuationsprozess muss sich mit den kollektiv erwarteten Normen einerseits und der Innenwelt sowie den Anforderungen der Psyche andererseits auseinandersetzen. Oft ist das, was die Familie oder die Gesellschaft von einem erwarten nicht identisch mit dem, was man selber möchte. Werden eigene Impulse und anstehende Entwicklungsschritte zu lange unterdrückt, können sie in die Krankheit führen (KAST 2000 S. 14f.). Jedoch besteht eine psychische Krankheit niemals nur aus dem Symptom. Sie ist immer auch Ausdruck der spezifischen Lebenssituation des Menschen. Die Krankheit sollte somit auf die Lebensthemen und auf Sinnerfüllung hin befragt werden (KAST 2004 S. 10).

Die Mehrheit der Menschen geht einen zumeist unreflektierten und oft ahnungslosen Weg. Es wird versucht Anstrengung zu vermeiden. Dieser natürliche Individuationsprozess kann Verkümmerungen aufweisen, die auch zu verschiedenen Krankheitsbildern führen. Die Psychose beispielsweise blockiert den Individuationsprozess. Alkoholismus und andere Süchte hemmen ihn (JACOBI 1965 S. 27). Im Folgenden möchte ich die verschiedenen Krankheitsbilder benennen und sie in Bezug zu den fördernden Möglichkeiten der Kunsttherapie stellen.

RIEDEL & HENZLER (2003) erklären, dass sich die kunsttherapeutische Arbeit auch bei Patienten mit einer *Angststörung* empfiehlt. Angstsituationen können ihre „Wurzel" in der frühen Kindheit haben. In dieser Zeit herrscht noch keine Differenzierung zwischen Ich und Nicht-Ich. Im späteren Leben können Angstsituationen dann starke Vernichtungs- und Trennungsängste auslösen. Beim Malen können solche Ängste reaktiviert werden und dann zu neuen Lösungen übergehen. Indem Angst auf der bildnerischen Ebene bearbeitet wird, kann sie geformt werden. Die Angst wird vergegenständlicht. Dies kann zur Entängstigung beitragen. Während des Gestaltens hat der formende Prozess die Oberhand und nicht die Angst. Indem Angst machende Inhalte dargestellt werden, lassen sie sich betrachten. Sie können mit Gegenkräften konfrontiert werden. Die Kraft, die im Angst machenden Element gebunden war, wird so frei und steht dem Malenden zur Verfügung (S. 159f.).

Auch bei *funktionellen* und *psychosomatischen Erkrankungen* ist das Malen sehr hilfreich. Es geht darum, das Symptom zum Symbol zu gestalten und auch das Symbol hinter dem Symptom wiederzuerkennen. Oft muss bei Psychosomatikern die symbolisierende Einstellung erst geweckt werden, was jedoch möglich ist. Das Symptom kann so beim Malen in einen schöpferischen Akt umgesetzt werden. *Zwanghaft strukturierte Menschen* stehen sich durch ihren Leistungsdruck oft selbst im Weg. Das wird auch beim Malen sichtbar. Sie versuchen ihre Bilder übergenau darzustellen, um somit das Auftreten von unangenehmen Inhalten zu verhindern. Das experimentelle Malen mit breitem Pinsel oder Fingerfarben ermöglicht hier, mit der analen Phase der frühen Kindheit in Kontakt zu kommen. In dieser Phase wurde die Zwanghaftigkeit erworben. So können die lustvollen und schöpferischen Möglichkeiten, die vor dieser Phase lagern, wiederentdeckt und weiterentwickelt werden. *Schizoide Menschen* sollten vorsichtig an das Malen herangeführt werden. Das Malen bietet hier die Chance, die abgespaltenen Seiten im Malprozess darzustellen. Die Angst, sich auf das Unbewusste einzulassen, hemmt die schizoide Person und sie reagiert mit Intellektualisieren. Der Therapeut sollte sich in der Ausstrahlung des positiven Mutter-Archetyps zeigen. Dies ermöglicht dem Patienten sich zu entspannen. Die Gefahr besteht hier jedoch in der Überschwemmung durch unbewusste Inhalte.

Die Abspaltungen können plötzlich durchlässig werden. Wichtig ist ein absolut positives Mutter-Feld in dem sich der Patient getragen fühlt. So besteht die Chance, die Spaltungen zu überwinden. Sogar das Malen in der *suizidalen Krise* ermöglicht einen kreativen Akt der Selbstgestaltung. Oft kommt es zum Ernstnehmen der eigenen Person in ihrem Schicksal. Die mögliche Selbstvergessenheit, die während des Malens entsteht, kann als befreiende Erfahrung in der Krise erlebt werden. Dieser Zustand kann einen Zustand der Öffnung hervorrufen. So entsteht möglicherweise Hingabe an das Unbewusste, in dem die rettenden Tiefenkräfte konstelliert sind und zu sinnstiftenden Erfahrungen werden.

In der *depressiven Verstimmung* fällt es Menschen sehr schwer Eigenes zu bringen und zu Eigenem zu stehen. Die Aufforderung zum Malen kann als Leistungsdruck erlebt werden. Beginnt der Depressive jedoch zu malen, kann er sich als kreativ erleben und sich über das Ohnmachtsgefühl hinweg setzen. Indem der Betreffende etwas Eigenes gestaltet, erhebt er sich über sein depressives Grundproblem. Auch bei *frühgestörten Patienten* wirkt sich die Kunsttherapie fördernd aus. Bei diesen Patienten spielt die Spaltung eine besondere Rolle. Hier ist es wichtig, dass der Therapeut eine verlässliche Person verkörpert und den positiven Mutter-Archetyp darstellt. Der Patient kann so neue Erfahrungen mit sich selbst machen. Auch kann an der Basis eines kohärenten Ich-Komplexes gearbeitet werden. Die Ich-Störung beruht vor allem auf einem negativen „Mutter-Feld", also einer negativen Spiegelung durch die Mutter der frühen Kindheit. Auf Grund dessen konnte kein kohärentes Ich aufgebaut werden. Aufgabe des Therapeuten ist, den Malenden positiv zu spiegeln und ihm so zu helfen, den Ich-Komplex zu stabilisieren. Es kann davon ausgegangen werden, dass der kreative Anteil des Ichs intakt ist und so das Erleben von Spaltung und Ich-Zerfall ausgleichen kann (RIEDEL u.a. 2004 S. 298ff.).

Für die Entstehung des Bewusstseins ist eine Distanzierung vom Unbewussten wichtig. Das Bewusstsein braucht dazu die notwendigen Verdrängungsmechanismen. Diese schützen vor Überflutung von unbewussten Inhalten. Misslingt die Distanzierung, wird das Bewusstsein von unbewussten Inhalten überflutet, wie es in der Psychose oder im Drogenrausch der Fall ist. Wenn sich das Bewusstsein jedoch zu weit vom tragenden Boden des Unbewussten entfernt, kann nach Jung eine Neurose entstehen. Ursache ist das Überwiegen einer bewussten, rigiden und rationalen Lebenseinstellung. Das Krankheitsbild der Neurose bewirkt den Abbruch des Dialogs mit dem Unbewussten. Die Verbindung zwischen Ich und Selbst geht verloren und Kreativität sowie Lebendigkeit nehmen ab. Anstehende Entwicklungsaufgaben werden nicht bewerkstelligt. Die Folge kann sich als Depressivität und Sinnlosigkeit zeigen (ROTH 2003 S. 92f.).

Das Ich identifiziert sich zu sehr mit dem Großen Vater. Die weibliche Seite verarmt. Dadurch entsteht das Gefühl, den „Boden-unter-den-Füßen" zu verlieren. (NEUMANN 2004 S. 392). Wichtig ist ein lebendiger Austausch zwischen Bewusstsein und Unbewusstem. Neumann spricht hier von einem Kommunikationsweg über die Ich-Selbst-Achse (ROTH 2003 S. 93).

Die Phasen des Individuationsprozesses können nicht übersprungen oder ausgewechselt werden. Wurden bestimmte Entwicklungsaufgaben zu wenig berücksichtigt, müssen sie später nachgeholt werden. Erst dann kann der Prozess weitergehen. Dies führt zu zusätzlichen Wachstumsschmerzen (JACOBI 1965 S. 114). Auch in der Kunsttherapie stoßen Patienten immer wieder auf Konflikte, die in frühere Phasen gehören. Werden Erfordernisse der frühen Phasen nicht berücksichtigt, kann es zur Krankheit kommen. Die Kunsttherapie bietet hier die Möglichkeit diese Phasen nachzuholen und zu überschreiten. RUBIN (1991) erklärt, dass die archetypischen Kräfte der Patienten immer entsprechend ihrer Lebenssituation zum Vorschein kommen. Sie können sich sowohl mit kreativen als auch mit destruktiven Merkmalen zeigen (S. 123). So formuliert DEUSER (1997): „Es ist die Stellung des Ich zum Unbewussten, die die Wertigkeit des Erlebens an den grundsätzlich ambivalenten Archetypen bestimmt" (S. 203). Solange das Ich noch in der Ablösungsphase ist, empfindet es die fressenden Aspekte.

In den Bildern der Kunsttherapie werden immer wieder die ängstigenden Symbole der dunklen Seite des Mutterarchetyps sichtbar. Soweit ich das bisher beobachten konnte, zeigt sich diese dunkle Seite z.B. als festhaltende Hand, als verschlingender Mund oder als krakenartige Formen, die kein Entkommen ermöglichen. Aufgabe des Therapeuten ist es dann, alle kleinen Ich-Impulse sowie alles Wachsende zu stärken. Ziel ist, dass es dem Ich in den nächsten Schritten gelingt sich vom verschlingenden Aspekt zu befreien. Es geht darum, das unterdrückte Ich zu stärken und ihm so zur Geburt zu verhelfen. In den Bildern kann sich auch die negative Seite des Vaterarchetypen zeigen. Diese Bilder erscheinen oft hell und überhöht. Sie wirken, als ob der Malende den Boden unter den Füßen verliert. Hier ist es wichtig, sich wieder mit dem tragenden Boden, dem Mütterlichen, zu verbinden. Solange ein Aspekt als negativ und einseitig erlebt wird, kann davon ausgegangen werden, dass noch keine Integration stattgefunden hat. In der Kunsttherapie besteht für den Patienten die Möglichkeit, sich im bildnerischen Prozess nachzunähren, dadurch zu sättigen, sich dann abzulösen und so das Ich zu stärken. Im Bild können Elemente erarbeitet und nachgeholt werden, die im realen Leben nicht oder ungenügend stattgefunden haben (sinngemäße Wiedergabe aus dem Unterricht von Ortrud Deuser).

KNAPP in MÜLLER (2003) spricht den Umgang mit den entstandenen Bildern an. In der Phase des Uroboros, der den unbewussten Anfangszustand symbolisiert, geht es im therapeutischen Kontext um die Differenzierung und Trennung aus diesem Zustand. Erscheint jedoch in den Bildern eine einseitig starre Bewusstseinshaltung, ist die Auseinandersetzung des Ich-Bewusstseins mit dem Unbewussten erforderlich (S. 74). Bei Patienten mit schwachem Ich ist es wichtig, den nährenden Aspekt des Mutterarchetypen zu suchen und zugleich Autonomie zu üben (KAST 1998b S. 83).

Der Malprozess wird durch das Ich-Bewusstsein mit beeinflusst. Die optimale Voraussetzung wäre ein flexibles Ich, das während des Malprozesses seine Dominanz zurücknehmen kann, damit sich Impulse aus dem Unbewussten gestalten können. Auf der anderen Seite muss das Ich stabil genug sein, um den unbewussten Inhalten standhalten zu können. Ein zu abwehrbereites Ich zeigt sich in den Bildern durch starre Begrenzungen, übersorgfältige Ausgestaltung, die Häufung von geometrischen Formen und durch Farben die zwanghaft voneinander abgetrennt sind. Die Gefahr des Überschwemmtwerdens des Ichs zeigt sich durch Kontur- und Gestaltlosigkeit sowie durch die Sogwirkung der Bilder. Die Gefährdung des Ichs zeigt sich auch in unsicheren, verwaschenen und kindlichen Malweisen. Es ist sehr wichtig den richtigen Mittelweg auf dem Prozess der Individuation zu finden. Es muss die Mitte zwischen Nachgiebigkeit und Starrheit gefunden werden (JACOBI 1965 S. 121ff.). Meines Erachtens bietet die Kunsttherapie Materialien, die der Nachgiebigkeit und Flüssigkeit dienen. Als Beispiel möchte ich die Aquarellfarben nennen. Ihr Ineinanderfließen ist nur bedingt steuerbar. Der Malende muss der Eigenwilligkeit der Farben immer wieder nachgeben. Im Gegensatz dazu gibt es auch Materialien mit denen sehr konkrete Figuren gezeichnet werden können, wie beispielsweise der Bleistift oder die Buntstifte. Die Kunsttherapie kann dazu beitragen, eine Mitte zwischen zu starren und zu fließenden Formen und Materialien zu finden. Einseitige Formbildungen können auf der bildnerischen Ebene ergänzt werden. Einseitiges Handeln kann durch Experimente mit neuen Materialien erweitert werden.

RIEDEL u.a. (2003) fasst zusammen und benennt, dass der Patient während des Gestaltens schöpferisch aktiv wird. Dabei werden, unabhängig vom Krankheitsbild, strukturierende und aufbauende Fähigkeiten gefordert und gefördert. Die Inhalte aus dem Unbewussten, die auch als bedrohlich erlebt werden können, werden im Gestaltungsprozess einer ordnenden Kraft unterworfen. Es kommt zur Stärkung des Ichs. Der Patient wird nicht nur auf dem Blatt, sondern auch im täglichen Leben handlungsfähiger. Er schöpft aus seinen potentiellen Möglichkeiten und seinem Fundus an kreativen Lösungen (S. 162ff.).

4.2.3. Die Wichtigkeit der Besprechung des gestalteten Materials

Damit die Entwicklung gelingt, müssen zwei Seiten berücksichtigt werden. Der Individuationsprozess ist einerseits ein interner, subjektiver Vorgang. Es geht darum, in einem inneren Dialog unbewusste Aspekte zu integrieren. Andererseits ist er auch ein interpersonaler Beziehungsvorgang. Hiermit ist die Auseinandersetzung mit dem Therapeuten und den Objekten gemeint (ROTH 2003 S. 172). Im Gestalten kommt es zu einer Verbindung zwischen den bewussten und unbewussten Kräften. Dies gilt als äußerst schöpferisch und als therapeutisch wirksam. Jung erklärt, dass es ungenügend ist, wenn die Bilder nur dargestellt werden. Im nächsten Schritt ist ein intellektuelles und emotionales Verständnis der Bilder sehr wichtig. In der Besprechung kann das aus dem Unbewussten gestaltete Material dem Bewusstsein angeschlossen werden (RIEDEL u.a. 2004 S. 18).

Im therapeutischen Prozess werden durch die regressive Libido unbewusste Bilder wirksam. Die spontan gemalten Bilder enthalten Impulse aus dem Unbewussten. Durch die bewusste Verarbeitung im therapeutischen Dialog kommt es zur Aktivierung belebender Inhalte. Eine progressive Dynamik der Libido wird eingeleitet und trägt zum Heilungsprozess in bei (DANIEL 1993 S. 24). Es ist von grundlegender Bedeutung, den schöpferischen Prozess im Anschluss von außen zu betrachten. Erst dann kann man seine Bedeutung erkennen (KNOLL in MÜLLER 2003 S. 86). Auch der Kontext der Patienten ist wichtig um die Bedeutung des Bildes zu erarbeiten. Hierzu gehört die aktuelle Bewusstseinslage die zum Malen geführt hat, das Erleben während des Malens und die Begegnung mit dem fertigen Bild. Der Weg der Entstehung ist ebenso wichtig wie die fertige Gestaltung (DANIEL 1993 S. 81). Die gemalten Bilder ermöglichen einen Einblick in die unbewusste Seelenlandschaft. Der Malende kann in Kontakt mit diesem Bild treten. Er kann es ansprechen und sich mit ihm auseinandersetzen (JACOBI 1992 S. 35).

Eine erfolgreiche Therapie setzt voraus, dass der Patient auch bereit ist den zuerst rational erfassten Symbolen und Bildern auch emotional zu begegnen und sich ihnen zu stellen. Erst wenn sich der Patient auf die Bilder einlässt wird eine psychische Reifung im Sinne des Individuationsprozesses gelingen. Wichtig ist, den Inhalten aus dem Unbewussten mit allen zur Verfügung stehenden Ich-Qualitäten zu begegnen. So wird es möglich den Inhalt des Bildes zu erfassen, zu verstehen und zu integrieren. In diesem Zusammenhang sind kognitive und emotionale Fähigkeiten gleichermaßen gefragt (ROTH 2003 S. 115).

Auch ich konnte beobachten, dass gemalte Bilder mehr aussagen als dem Ich bekannt ist. Somit ist das Besprechen der Bilder ein wichtiger Bestandteil der Kunsttherapie.

4.3. Kunsttherapeutische Methoden zur Förderung des Individuationsprozesses

> *„Indem der Patient sozusagen sich selber malt, kann er sich selber gestalten"* (JUNG in RIEDEL u.a. 2004 S. 20).

In Forschungen wurde belegt, dass Kinder und Künstler über ein Bewusstsein verfügen, das dem kollektiven Unbewussten gegenüber sehr offen ist. Das normale Tagesbewusstsein eines Erwachsenen muss erst abgesenkt werden, um die Botschaften aus dem kollektiven Unbewussten wahrzunehmen (SAUER in MÜLLER 2003 S. 442). Die Kunsttherapie verfügt über verschiedene Methoden um den Patienten auf der Persönlichkeitsebene kreativ werden zu lassen. Die Idee ist, dass es zur Öffnung des Bewusstseins gegenüber dem Unbewussten kommt (KAST 1998b S. 82). Das Unbewusste enthält schöpferische Kräfte. Es gibt verschiedene Möglichkeiten des Umgangs und der Bewusstmachung des Unbewussten. Die Kunsttherapie arbeitet mit Methoden wie z.B. dem Formenzeichnen, der Arbeit am Tonfeld, dem therapeutischen Tonen und der Maskenarbeit sowie vielen mehr. An dieser Stelle möchte ich auf die Methoden des geführten Zeichnens, der Märchenarbeit und der Imagination eingehen. Auch sie unterstützen den Kontakt des Ichs mit den Inhalten der Tiefe. Die Imagination und das geführte Zeichnen ermöglichen das Schöpferische im Menschen zu stimulieren. Märchen und Mythen enthalten archetypische Bilder deren Bedeutungsgehalt erforscht ist. Sie können so gezielt für die Therapie genutzt werden. KAST (2002) erklärt, dass der Individuationsprozess ein schöpferischer Prozess ist. Durch Methoden, die das Schöpferische fördern, kann so auch der Individuationsprozess unterstützt werden (S. 138).

4.3.1. Das Geführte Zeichnen

Das Geführte Zeichnen geht auf Maria Hippius zurück. Sie hat diese Methode aus der Graphologie heraus entwickelt. Ihr Anliegen war es, Zusammenhänge zwischen seelischer Bewegtheit und motorischer Ausdrucksbewegung nachzuweisen. Das Geführte Zeichnen ist eine Methode, die vom Betreffenden mit geschlossenen Augen und in einer nach innen gewendeten Achtsamkeit durchgeführt wird. Beide Hände bewegen sich auf einem großen Papier. Der Zeichnende versucht sich dem Spiel seiner Hände, der Bewegungslust und seinen inneren Impulsen überlassen.

Durch die zeichnende Bewegung wird auf dem Blatt eine Spur sichtbar. Diese drückt die innere Bewegtheit aus. Es ist wichtig, diese Bewegtheit wahrzunehmen und sich von ihr führen zu lassen. Der Zeichnende kommt dabei in Berührung mit seinem eigenen Wesensgrund (DEUSER 1989 S. 307f.). Im Geführten Zeichnen wird der Fluss der psychisch schöpferischen Energie angeregt und aufgegriffen. Diese Energie wird über Gebärden und Bildformen auf einem Blatt gestaltet. Im weiteren Verlauf kann das Geformte gegenübergestellt, abgelöst und weiterentwickelt werden. Von Blatt zu Blatt entstehen Bild- und Symbolisierungsprozesse, die eine eigene Folgerichtigkeit ergeben. Jeder Mensch hinterlässt so seine persönliche Entwicklungsspur, die zur Gestaltbildung drängt und gleichzeitig ordnend und strukturierend wirkt. Diese Entwicklungsspur folgt den archetypischen Mustern der Persönlichkeitsreifung, die von C. G. Jung als Individuationsprozess beschrieben wurde. Die Bilder entsprechen in ihrem Grundmuster den Stufen des Individuationsweges (DEUSER 1997 S. 201f.).

Im Geführten Zeichnen tauchen sehr oft symbolische Urformen und Urgebärden auf. Sie entstammen aus kollektiven Schichten der Psyche. Je nachdem wie der Mensch seine persönliche Lebensentwicklung empfunden hat, erlebt er auch die damit zusammenhängende Form. So wird z.B. die Form des Bogens von verschiedenen Menschen sehr unterschiedlich erfahren. Zum einen kann sich der Bogen als Schale zeigen und eine Gebärde des Empfangens und Enthaltens darstellen. Zum anderen kann der Bogen auch als Arkade auftauchen. In diesem Fall wirkt er oft als bedeckend, einengend, bedrückend aber auch als schützend. Diese beiden Formen lassen mütterliche Grunderfahrungen anklingen. Der Kreis stellt das Symbol der Ganzheit dar. Er kann zentrierend aber auch als monoton und festhaltend erlebt werden. Je nachdem, welche Stellung das Ich zum Unbewussten einnimmt, wird auch die Wertigkeit der Archetypen bestimmt (DEUSER 1989 S. 309). Gerade Linien entsprechen der Kraft des Ich-Impulses. Alle Impulse der Eigenwerdung stellen sich im Bild als geradlinig, aufsteigend und konturiert dar. Insgesamt zeigen sich zwei polare Bewegungen. Die Bewegung des Runden und die Bewegung der geraden Linie.

Das Geführte Zeichnen zeigt einen jeweils individuellen Entwicklungsverlauf. Dieser ist in der Färbung der persönlichen Geschichte variiert. In diesem Zusammenhang ist auch wichtig, wo die Zeichen im Raum angeordnet sind, wie viel Platz sie einnehmen und welche Aussage von der Strichqualität abzuleiten ist (DEUSER 1997 S. 202ff.).

Im Geführten Zeichnen wird eine primäre Schaffenskraft ausgelöst. Es entsteht ein Impuls der archetypische Bildprozesse anregt. Die Belebung des kollektiven Unbewussten wirkt nach Jung heilsam. Die entstehenden Bilder sind die Sprache des Unbewussten.

Im Geführten Zeichnen geschehen Formungsprozesse. So wird die psychische Energie vom Bewusstsein fassbar und auch integrierbar. Der tiefe Grund, der im Prozess angesprochen wird, dirigiert die bildhafte Wandlung. Das Geführte Zeichnen ist somit eine Übung, die den schöpferischen Dialog mit dem Unbewussten aufnimmt (DEUSER 1989 S. 310f.).

Die folgenden Bilder wurden von einem jungen Mann Ende zwanzig gezeichnet. Er lebt wegen finanzieller Probleme aufgrund seines Drogenkonsums noch zu Hause bei den Eltern. Trotz Zukunftsängsten wünscht er sich auszuziehen. Die Bilder zeigen den Konflikt zwischen regressiven Geborgenheitswünschen einerseits und progressivem Freiheitsdrang andererseits. Der Verlauf der Bilder entspricht den Stufen des Individuationsprozesses.

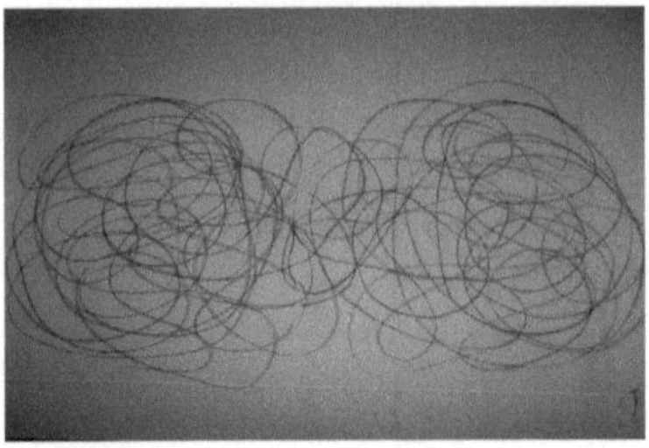

Abb. 14

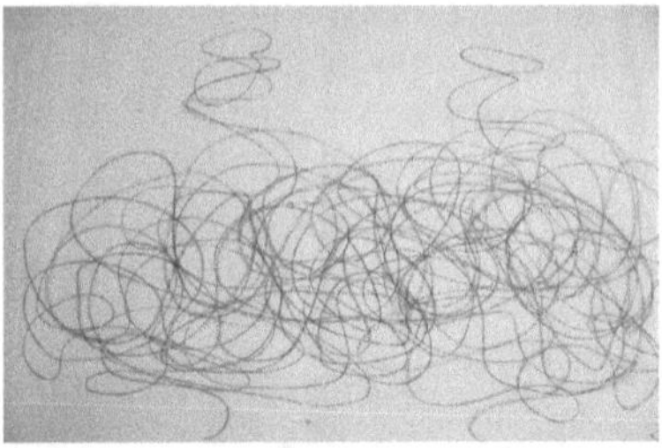

Abb. 15

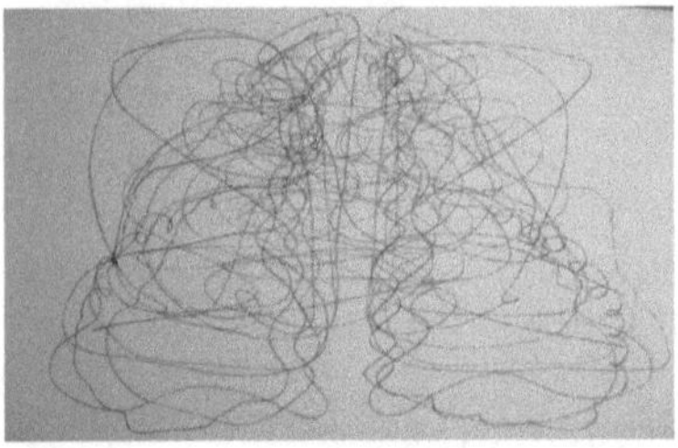

Abb. 16

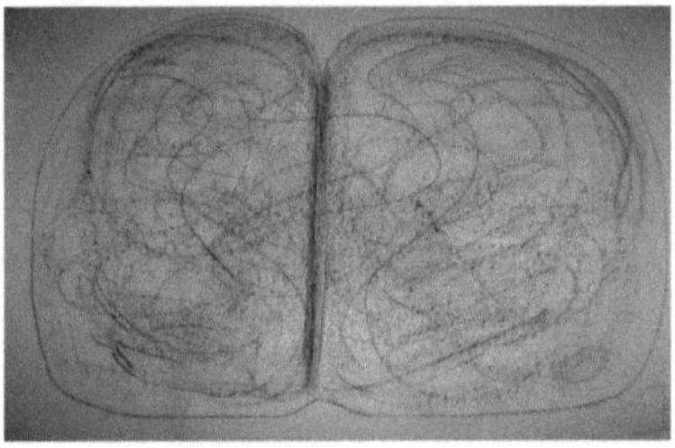

Abb. 17

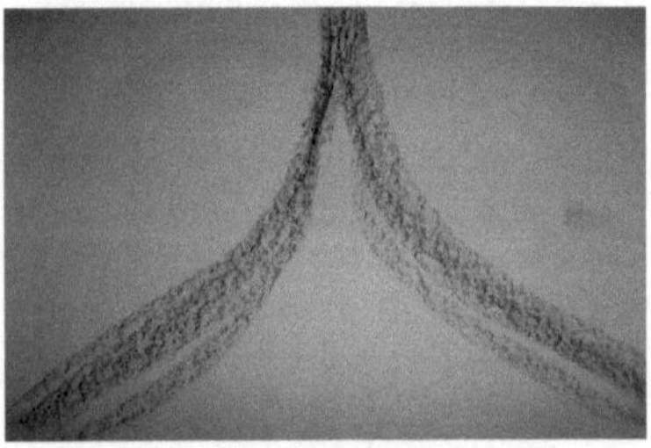

Abb. 18

In Abbildung 14 empfindet der Malende das Spiel seiner Bewegung als chaotisch. Er äußert im anschließenden Gespräch: „Das erinnert mich an einen Wollknäul." Dieses erste Bild zeigt die Phase des Uroboros. Die Bewegung ist diffus, verworren und allgemein. Es ist noch keine gerichtete Ich-Kraft vorhanden. Diese Phase wird oft als wohliger und paradiesischer Zustand beschrieben. Hier jedoch hat der Malende das Gefühl, etwas ändern zu wollen, um diesem Zustand zu entkommen. Für die Entwicklung des Ichs, also für die Individuation, ist die Trennung von diesem Zustand sehr wichtig.

Abbildung 15 wurde mit einer durchgehenden Bewegung gezeichnet. Der Malende äußerte hier: „In meinem Leben ist auch alles so verwirrt. Das geht schon ewig so und nervt mich." Der Malende erlebt das Bedürfnis einen Ausdruck zu finden, in dem mehr Klarheit zu spüren ist. Sein Bild zeigt noch immer die Phase des Uroboros. Nun ist jedoch ein Ich-Keim sichtbar. Ein isolierter Ich-Impuls richtet sich senkrecht auf und verschwindet dann wieder im Diffusen. Dieser Impuls ist noch nicht als gerade Linie, aber schon als aufsteigende Richtung vorhanden. Abbildung 16 deutet in der Bildmitte zwei senkrechte Linien ab, die eine Spalte bilden und wie eine Art Luftkanal wirken. Eine rechte und eine linke Bildhälfte werden erkennbar. Dies lässt sich als Ansatz zur Differenzierung in die Polaritäten interpretieren.

Abbildung 17 ist nun deutlich in eine rechte und eine linke Hälfte geteilt. Die Trennung beginnt. Der Malende nennt sein Bild: „Eizelle, die sich trennt." Es entsteht Prägnanz. Die senkrechte Linie ist die dunkelste Stelle im Bild und könnte für die wachsende Ich-Kraft stehen. In Abbildung 18 fand der Zeichnende seine vorläufige Vollendung. In seinen Worten kommt eine wachsende Zuversicht zum Ausdruck. Er erklärt: „Das tat gut. Das Bild erinnert mich an das Zeichen der Deutschen Bank. Das steht auch für Aufschwung und Wachstum." In diesem letzten Bild zeigt sich die Kraft des Ich in einer aufgerichteten Geste. Der Malende fühlt sich nach dem Beenden des geführten Zeichnens zuversichtlich und gestärkt. Die von ihm durchlebten Schritte des Aufrichtens, die sich äußerlich als Formveränderung zeigen, sind gleichzeitig Prozesse einer inneren Wandlung. Da der Malende diese Phasen schon früher durchlaufen hat ist in diesem Bildbeispiel der Weg zur Ich-Kraft relativ schnell geschehen. Die momentane Situation wird vom Malenden als Phase des Uroboros erlebt. Im geführten Zeichnen kam er in Kontakt mit seiner Ich-Kraft, die sich dann entwickeln konnte und zu einer Stärkung seines Befindens beigetragen hat.

Zusammengefasst lässt sich sagen, dass die Entwicklung des Patienten an den Bildern nachvollzogen werden kann. Die Bilder geben somit einen Hinweis auf die Phase der Ich-Entwicklung.

4.3.2. Die Märchenarbeit

Märchen und auch Mythen stellen eine weitere Möglichkeit dar, den Dialog mit dem Unbewussten zu fördern. Im Märchen sind Themen dargestellt, die auf archetypischen Grundlagen beruhen und damit bestimmte Urerfahrungen der Menschheit wiedergeben. Die Märchenthemen enthalten grundlegende Probleme der menschlichen Entwicklung und die Möglichkeit, die jeweiligen Konflikte zu bewältigen. Märchen stellen spezifische Schwierigkeiten dar, die in bestimmten Entwicklungsphasen zu bewältigen sind. Gleichzeitig enthalten sie kreative Lösungsmöglichkeiten die zur Bewältigung der Probleme beitragen. Somit können Märchen im Dienste des Individuationsprozesses nach C. G. Jung kreativ genutzt werden (ROTH 2003 S. 214). Die Probleme und Themen die uns im Märchen begegnen, sind die gleichen, wie sie auch der Mensch in seinem eigenen Leben erlebt und durchlebt. Die heutigen Probleme lassen sich also durchaus im Spiegel des Mythos oder der Märchen sehen (KAST in MÜLLER 2003 S. 274).

Die verschiedenen Märchen zeigen Durchschnittsbilder der unterschiedlichen Phasen der Entwicklung an. Es gibt Märchen die vor allem das Anfangsstadium, die Erfahrung des Schattens, behandeln. Andere heben die Erfahrung von Anima und Animus und die dahinter stehenden Mutter- und Vaterbilder hervor. Wieder andere betonen das Motiv der schwer zu erreichbaren Kostbarkeit (FRANZ 1986 S. 12).

Viele Märchen entsprechen der Situation des Heldenmythos. Ein typisch menschliches Problem wird symbolisch dargestellt. Die betreffende Person macht sich auf ihren Entwicklungsweg, der dem Individuationsprozess entspricht. Dieser Weg ist von Problemen und deren Lösungen gekennzeichnet. Am Ende des Weges kann das Anfangsproblem „überwachsen" werden (KAST in MÜLLER 2003 S. 274). Im Erzählverlauf des Märchens wird immer auch ein Entwicklungsweg aus der Krise heraus aufgezeigt. Das Märchen ist von einer Überzeugung getragen, die davon ausgeht, dass es für alles eine Lösung gibt. Dies lässt sich therapeutisch sehr gut nutzen (KAST 1998c S. 9f.).

Ein häufiges Märchenmotiv ist die „Heldenfigur". Sie ist z.B. in der Gestalt des Prinzen dargestellt, der als eine Ich-nahe Instanz den Träger neuer Lebensmöglichkeiten und Aspekte der Selbstverwirklichung repräsentiert. Die „Heldenfiguren" müssen häufig schwierige Entwicklungsaufgaben meistern. Dabei entwickeln sie große Kräfte und Kreativität. Sie stellen sich Bedrohungen und sind somit ein ermutigendes Modell für Autonomie und Selbstentfaltung. Die „Heldenfigur" befindet sich meist in einer von Mangel geprägten Ausgangssituation.

Oft ist der Repräsentant des Selbst, z.B. der König, sehr alt und krank und somit in seiner Weiterentwicklung eingeschränkt. Daraus ergibt sich die Chance, dass ein „Funktionsträger" des Selbst, z.B. der Prinz, aufbricht. Er versucht im Sinne der Individuation eine Weiterentwicklung zu bewirken. Der Individuationsweg führt dabei durch gefährliches Gelände. Dies kann z.B. ein dunkler Wald sein, der den unbewussten Schattenbereichen entspricht. Durch die Auseinandersetzung mit schwierigen Themen kann der Prinz zu einem Ziel gelangen. Dieses entspricht symbolisch gesehen der Selbstverwirklichung. Auch hilfreiche Figuren spielen auf dem Weg der Individuation eine Rolle. Sie entsprechen dem kreativen Potential des kollektiven Unbewussten. Der oder die Alte Weise sowie hilfreiche Tiere können für nützliche Instanzen im kollektiven Unbewussten stehen. Oft tauchen sie in schwierigen Situationen auf um den Suchenden zu unterstützen. Sie helfen dem Held, sein Entwicklungsziel zu erreichen. Voraussetzung ist, dass es ihm gelingt, in einen konstruktiven Dialog mit diesen inneren psychischen Instanzen zu treten. Hiermit ist der Dialog zwischen Bewusstsein und Unbewusstem gemeint. Der Verlauf der Märchen ist meist positiv. Der Figur gelingt es, die Probleme zu überwinden und die Lebensenergie wieder fließen zu lassen. Im Sinne der Individuation werden ungelebte Lebensaspekte bewusst gemacht und in das Selbst integriert.

Der Weg des Märchenhelden entspricht dem Individuationsprozess, also der Ganzwerdung im Sinne Jungs. Diese Ganzwerdung setzt voraus individuelle sowie kollektive unbewusste Inhalte so weit wie möglich zu erschließen und auch in die Persönlichkeit zu integrieren (ROTH 2003 S. 215).

In der Therapie kann bewusst mit Mythen und Märchen gearbeitet werden. Der Patient kann sich die Strukturprinzipien und Bildfolgen, die im Märchen angelegt sind, versuchsweise für das eigene Leben leihen. Der symbolische Prozess im Märchen wirkt wie ein Übergangsobjekt. Märchen bieten eine symbolische Anregung für die eigenen speziellen Lebenssituationen. Das Symbol der Erzählung weckt Symbole in der eigenen Psyche. Diese müssen dann auf die aktuelle Situation übertragen werden. Durch die Arbeit mit Märchen werden Symbole angeregt, belebt und erlebbar und sind somit Ausdrucksformen für das eigene Erleben (KAST 2002 S. 23f.).

Im therapeutischen Kontext werden durch das Erzählen und Imaginieren von Märchenbildern die Fantasiebilder in der eigenen Psyche belebt. Märchen drücken sich in Symbolen aus. Dadurch wird die bildhafte und imaginative Ebene in den Menschen belebt. Die Ebene der Fantasie, der Emotion und der Kreativität wird angesprochen. Es werden eigene Vorstellungen zur Bewältigung einer kritischen Situation erlebbar.

Menschen können so das Gefühl der Handlungsfähigkeit entwickeln. Die Märchen können in der Therapie imaginiert und gestaltet werden. Das dem Menschen innewohnende Veränderungspotential wird dadurch angeregt (KAST in MÜLLER 2003 S. 274).

Meines Erachtens lässt sich durch die Arbeit mit Märchen ein guter Einstieg ins Malen finden. Märchen bieten der Seele Urbilder an, die eigene archetypische Inhalte im Unbewussten hervorrufen. Die Arbeit mit Märchen ermöglicht einen Anschluss an die schöpferische Energie der Psyche. In der Märchenarbeit begegnet der Mensch einem archetypischen Inhalt der ihn berührt. Irgendeine Situation der Geschichte spricht das eigene Erleben an und erzeugt innere Bilder.

Die Märchen können in der Kunsttherapie vielseitig genützt werden. Eine andere Möglichkeit ist die Erinnerung des eigenen Lieblingsmärchens aus der Kindheit. Dieses kann in der kunsttherapeutischen Praxis wachgerufen, gemalt und weiterentwickelt werden. Der Betreffende nimmt dabei ein Thema auf, von dem sich seine Psyche tief berührt fühlte. Oft ist das wach gewordene Thema zeitübergreifend und hat noch aktuelle Bedeutung.

Eine weitere Möglichkeit ist, dass der Therapeut ein Motiv auswählt, das zur aktuellen Situation der Betreffenden passt. Dabei wird das eigene Thema in ein größeres Bezugsfeld gestellt. Das vorgegebene Bild kann die eigene Gestaltfindung intensivieren und ein Gefühl des Getragenseins vermitteln.

ROTH (2003) fügt hinzu, dass Märchen bei anstehenden Entwicklungsschritten, im Sinne der Amplifikation, hilfreich sein können. Sie helfen eigene Alltagskonflikte auf einer kollektiven Grundlage zu verstehen. Der Patient kann so ein Gefühl des Eingebunden-Seins in eine menschliche Gemeinschaft erfahren (S. 214).

Zusammengefasst lässt sich sagen, dass Märchen die Absicht verfolgen, dem Hörer die Möglichkeit für wunderbare Veränderungen zu zeigen. Sie machen Mut und sie setzen Hoffnung frei, die auf Verwandlung und schöpferische Veränderung vertraut. Im Märchen wird eine Anregung gegeben wie psychische Prozesse weiter geführt werden können. Der Einzelne kann über sich selbst, im Spiegel dieses Märchens, nachdenken. Es ermöglicht auch Selbsterkenntnis und regt zu Veränderungen der eigenen Lebenssituation an.

Eigene Probleme können in der Projektion auf Märchenmotive bearbeitet werden. Anhand der Märchenmotive kann der Betreffende auf sein eigenes Leben zu sprechen kommen (KAST 1998b S. 108f.).

4.3.3. Die Imagination

Durch die Methode der Imagination kann eine Beziehung zum Unbewussten hergestellt werden. Somit dient die Imagination der Erweiterung des Bewusstseins. Die Imagination kann Veränderung und Heilung bewirken. Die wesentlichen Faktoren hierfür sind die Bewusstwerdung und die Integration unbewusster Aspekte. Es lassen sich zwei Ansätze der Imagination unterscheiden. Dies sind die geführte und die freie Imagination. Die geführte Imagination beginnt mit einer Entspannung und führt dann in ein vorgegebenes Motiv hinein. Der Begleiter wirkt hier stützend und steuernd. Der Imaginierende bewegt sich innerhalb der vorgegebenen Motive (MÜLLER 2003 S. 190). Motive für die Imagination sind z.B. das Haus, der Baum oder das Wasser etc.. Diese Methode eignet sich sehr gut als Einstieg (KAST 1995 S. 31).

In der freien Imagination kann jeder psychische Inhalt den Ausgangspunkt darstellen, so z.B. eine Stimmung, ein Wunsch, eine Angst etc.. Der Imaginierende stellt sich auf sein Thema ein und wartet, welche symbolischen Bilder in ihm aufsteigen. Diese können dann weiterentwickelt werden. Bei einer gewissen Ich-Stärke deuten sich in der Imagination oft Wege und Lösungen an (MÜLLER 2003 S. 190). In diesem Zusammenhang spricht Jung von der aktiven Imagination, die er selbst entwickelt hat. Der Patient öffnet sich gegenüber den imaginativen Inhalten und versetzt sich in sie hinein. Er bezieht aufsteigende Impulse des Ich-Bewusstseins mit ein und wirkt so aktiv an der Imagination mit. Im Anschluss können Elemente der aktiven Imagination gemalt und gestaltet werden. So wird das Erfahrene auch auf einer anderen Ebene ausgedrückt. Zum Schluss wird der Verlauf der Imagination gedeutet, besprochen und in Bezug zur aktuellen Situation gesetzt. Das Geschehene kann so mit in die Psyche einbezogen werden (KNOLL in MÜLLER 2003 S. 191).

Jung benennt das Malen von Bildern aus dem Unbewussten als Methode der aktiven Imagination. Somit liegt es nahe, das Malen von Bildern mit der aktiven Imagination zu verbinden. Zum einen besteht die Möglichkeit die aktive Imagination vor dem Malen einfließen zu lassen. Thema kann z.B. die Angst, der Körperschmerz oder ein Traumbild sein. Das Malen ist in diesem Fall ein bewusstseinsnahes Element. Das in der Imagination aufgetauchte Bild kann anschließend gestaltet werden. Zum anderen können die schon gemalten Bilder durch aktive oder angeleitete Imagination weiter entwickelt werden. Oft entstehen dadurch ganze Bildprozesse (RIEDEL u.a. 2004 S. 19). Die Methode der Imagination ermöglicht, die im Unbewussten enthaltende Selbstheilungstendenz des Patienten anzuregen und zu fördern (MAASS 1981 S. 16).

Auch ich konnte während meines Praxissemesters beobachten, dass durch die Imagination das schöpferische Potential der Patienten angeregt wird und Selbstheilungstendenzen berührt werden. Exemplarisch möchte ich das Bildbeispiel eines 60-jährigen Mannes anführen, der wegen starker Depressionen stationär behandelt wurde. Ich werde nur einen kurzen Einblick geben und nicht auf inhaltliche Einzelheiten der Bilder eingehen.

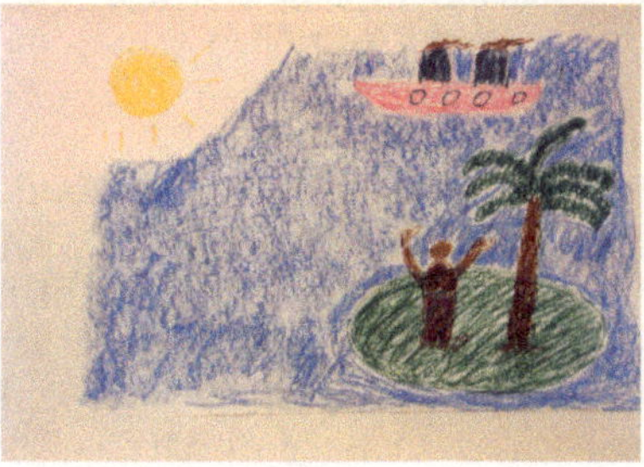
Abb. 19

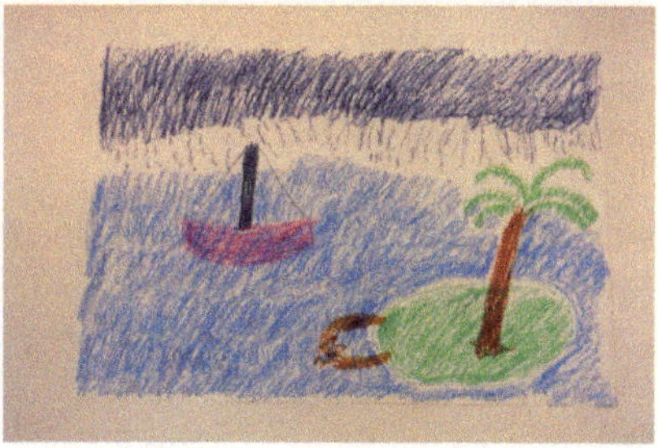
Abb. 20

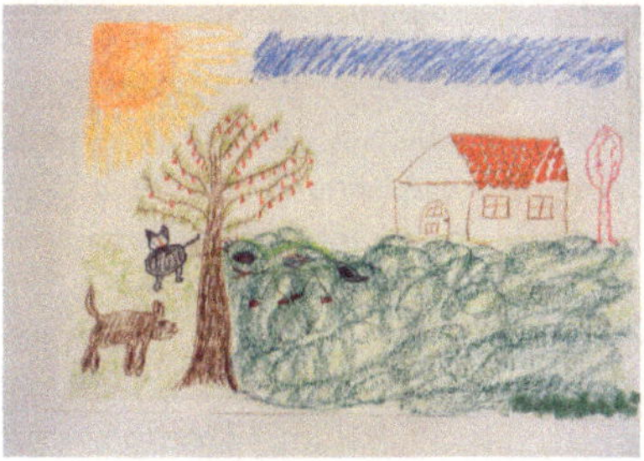
Abb. 21

Abbildung 19 entstand unter der Anleitung meines Kunsttherapeuten. Er leitete in der Gruppe eine geführt Imagination zum Thema „Schiffbruch und Rettung auf eine Insel“ an. Das Bild zeigt den Patienten, wie er sich im Wasser befindet und mit beiden Armen an der rettenden Insel festhält. Das Wasser lässt sich als Ausdruck für das Unbewusste verstehen. Die Insel zeigt das Ich-Bewusstsein, welches das Unbewusste überragt. In der folgenden Kunsttherapiestunde forderte ich die Patienten auf, das entstandene Bild weiter zu imaginieren. In diesem Zusammenhang entstand Abbildung 20. Sie zeigt den Patienten auf der Insel stehend. Die Sonne scheint. Er versucht sich mit starkem Winken bemerkbar zu machen. Am Horizont nähert sich ein Personenschiff das Hoffnung hervorruft und Rettung vermuten lässt. Der Patient kam so in den Kontakt mit den Ressourcen seines Unbewussten. KAST (2000) erklärt, dass sich im imaginativen Prozess auch therapeutische Szenarien einer guten Zukunft entwerfen lassen. Der Patient kann positive Selbstbilder und Selbstentwürfe kreieren. Mit diesen Entwürfen der eigenen Existenz kann man sich dann auseinandersetzen (S. 153). In der nächsten Stunde ließ ich die Patienten ihr Bild erneut weiter imaginieren.

Der Patient kann so Veränderung spüren und schrittweise seine eigenen Kompetenz erfahren. Dies führt zu Selbstvertrauen und der Erfahrung von Selbstwirksamkeit, was gerade bei depressiven Menschen sehr wichtig ist. Trotz geringer Lebenslust spürte der Patient, dass er auf seine unbewusste Selbstregulation vertrauen kann. Etwas in ihm wirkt, auch wenn sein Körper im Moment keine Antriebslust empfindet.

Abbildung 21 zeigt die Rückkehr des Patienten. Zu sehen ist sein Grundstück mit eigenem Haus und seinen Haustieren. Die Sonne scheint noch immer. Der Patient äußert sich kraftvoll und zufrieden über sein Bild und seine Idee einer Rettung. Normalerweise wirkt er passiv und ist viel auf Hilfe von Anderen angewiesen. Meines Erachtens zeigt sich die therapeutische Wirkung auch darin, dass der Patient durch das Arbeiten mit inneren Bildern mehr Perspektiven seines Erlebens und Handelns bekommt. Fixierte Vorstellungen können sich in der Imagination verändern. KAST (2004) erklärt, dass in der Phantasie mehr Freiheit als im alltäglichen Leben besteht. Raum und Zeit können überschritten werden. Der Mensch macht die Erfahrung, dass es auch anders sein kann. Die Imagination und die damit verbundene Kreativität vermittelt Optionen. Selbst wenn das Leben äußerlich eingeschränkt ist, ermöglicht die Imagination den Menschen innere Bilder, Erinnerung und das Fabulieren (S. 7). Die Imagination bietet die Möglichkeit, neue Verhaltensweisen auszuprobieren. Der Patient erlebt, dass er selbst etwas bewirken kann und selbst schöpferisch tätig ist. Dies kann Gefühle von Selbstvertrauen, Kompetenz und Wirksamkeit erlebbar machen (MÜLLER 2003 S. 190). Hierzu formuliert KAST (1995): „In unserer Imagination bildet sich die Seele mit ihren Wünschen, ihren Ängsten, ihren Sehnsüchten und ihren schöpferischen Möglichkeiten ab (…) (S. 11).

In der Kunsttherapie, so wie ich sie erlebt und begleitet habe, bewirkt die Imagination eine Anregung der Fantasie, der Kreativität und der inneren Bilder. Der Patient nimmt Kontakt mit seinen unbewussten Inhalten auf. Dabei wird auch das schöpferische Potential angeregt und Selbstheilungstendenzen können berührt werden. In der Kunsttherapie kommt vor allem der Gestaltungsphase ein großer Stellenwert zu. Im Anschluss kann dann eine ausführliche Besprechung des Bildes, das die imaginierten Inhalte enthält, stattfinden.

KAST (1995) erklärt, dass die Imagination schöpferische Wandlung und schöpferische Gestaltung ermöglicht. Die Welt der Imagination zeigt andere Möglichkeiten auf, über die man auch verfügt. Die Imagination fördert den Dialog zwischen dem Ich und dem Unbewussten. Dieser ist die Voraussetzung für den Individuationsprozess, der dem Menschen ermöglicht, zu dem zu werden was er letztlich ist (S. 13ff.).

5. Der kunsttherapeutische Verlauf von Frau Lutz

„Einen Zugang zu den verschütteten inneren Bildern zu finden und die Selbstheilungskräfte des Kranken durch das Aufspüren der Kreativität zu aktivieren“ (SPRETI 2005 S. 125).

In diesem letzten Kapitel werde ich die Bildserie einer jungen Patientin vorstellen, die ich während meines Praxissemesters in einer Psychiatrie kunsttherapeutisch begleitet habe. Die Bilder sind in einem Zeitraum von 12 Wochen entstanden und bieten einen Einblick in die aktuelle psychische Verfassung der Malenden. An diesem Bildbeispiel, das aus 11 Gestaltungen besteht, lässt sich der Werdeprozess im Sinne der Individuation und der Ich-Werdung nachvollziehen.

Die vorausgegangenen theoretischen Betrachtungen aus dem ersten Teil stellen nun eine wichtige Grundlage dar. Anhand des bisher aufgezeigten „Leitfadens“ möchte ich nun versuchen, die Bildserie der Patientin mit den zuvor aufgezeigten Phasen des Individuationsprozesses in Verbindung zu setzen. Mein Versuch, die Bilder in Bezug zu den Stadien des Individuationsprozesses zu stellen, soll eine Art Interpretationshilfe sein. Indem die Phasen der Individuation in den Bildern erkannt werden weiß der Therapeut welcher Entwicklungsschritt im Folgenden ansteht. Er kann den Patienten in seiner Wahrnehmungswelt ansprechen und ihn so gezielt fördern und sinnvolle Interventionen anbieten. Durch die Standortbestimmung des Klienten kann die Entwicklung unterstützt und Regression frühzeitig erkannt werden. Der Kunsttherapeut erhält damit eine Orientierung, die zu mehr Klarheit und Weitblick verhelfen kann.

Jedoch möchte ich betonen, dass ein solcher Versuch nicht allzu schematisch angewendet werden darf. Der psychische Ausdruck, wie er in den Gestaltungen der Patienten in Erscheinung tritt, kann meines Erachtens niemals allgemeingültig schematisiert werden. Meine im Folgenden aufgezeigte Sichtweise ist als eine von vielen möglichen Sichtweisen zu verstehen. Weiter möchte ich anmerken, dass ich im unten angeführten Bildbeispiel nur die Aspekte beleuchten werde, die in Bezug zu meinem Thema stehen.

5.1. Diagnose, Therapieziel und kunsttherapeutisches Vorgehen

„So kann die Zeit des Gestaltens für viele Borderline-Patienten zu einer Zeit des inneren „Waffenstillstand“ werden“
(SPRETI 2005 S. 127).

Die junge Patientin, ich möchte sie hier Frau Lutz nennen, ist ohne Ausbildung. Sie kam stationär auf die Psychotherapiestation für Persönlichkeitsstörungen und wollte dort eine Langzeittherapie machen. Ihrem Therapiebogen war folgende Diagnose zu entnehmen: „Emotional-instabile Borderline-Persönlichkeitsstörung. Bekannt sind psychogene Anfälle sowie psychotische Episoden, sehr starke Sebstverletzungstendenzen, verschiedene Suizidversuche, Alkohol- und Drogenkonsum sowie eine diffuse sexuelle Orientierung.“

Als Therapieziel war folgendes vermerkt: „Stabilisieren; Förderung von Selbstheilungskräften durch ressourcenaktivierende Techniken; Stützen und Ressourcen stärken.“ Frau Lutz selber konnte keine Ziele nennen. Sie besuchte im Rahmen des Klinikaufenthaltes zwei Mal wöchentlich für je 90 Minuten die Kunsttherapiegruppe. Diese besteht aus 10 Patienten mit der Diagnose einer Persönlichkeitsstörung. In dieser Gruppe wird jeder Patient individuell in seinem eigenen Prozess begleitet. Das Setting bezieht sich sozusagen auf eine Einzeltherapie in der Gruppe.

Zur ersten Kunsttherapiesitzung erscheint Frau Lutz pünktlich. Sie trägt weite Kleidung und eine kurze Stoppelfrisur. Sehr auffällig sind die Narben der Selbstverletzungen. Sie spricht mit tiefer, lauter Stimme und nimmt dadurch viel Raum ein. In den ersten zwei Wochen wird sie hauptsächlich von meinem Anleiter begleitet, danach auch von mir. In ihren Bildern greift sie verschiedene Lebensthemen wie z.B. Drogen, ihre Lieblingsband oder Wut gegen die Welt auf. Sie malt sehr schnell und ist meistens nach 30 Minuten fertig. In der restlichen Zeit macht sie lustige Kommentare gegenüber ihren Mitpatienten. Frau Lutz wirkt auf mich männlich, aufgesetzt und wenig in Kontakt mit sich selbst. Trotz ihrer kompakten Statur hat sie etwas sehr Instabiles. FRICK & HUBER (1998) erklären, dass beim Krankheitsbild der Borderlinestörung das Ich als Zentrum der bewussten Persönlichkeit geschwächt ist (S. 145).

5.2. Die Prozessdarstellung und der Versuch einer Deutung

„Bild- und Symbolisierungsprozesse können entstehen, die von Blatt zu Blatt sich aufbauen und eine eigene Folgerichtigkeit ergeben“ (DEUSER 1997 S. 202).

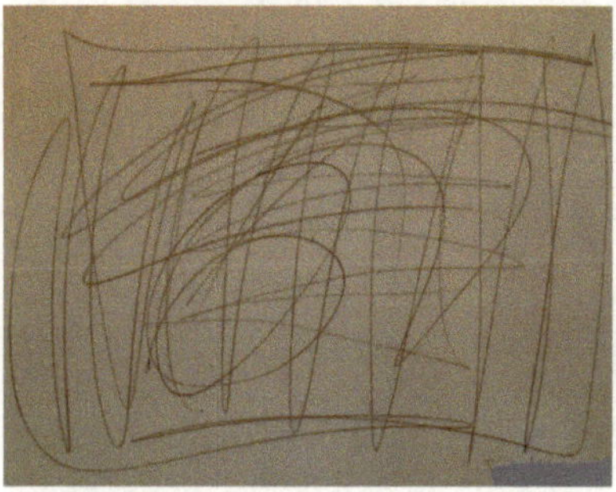

Abb. 22

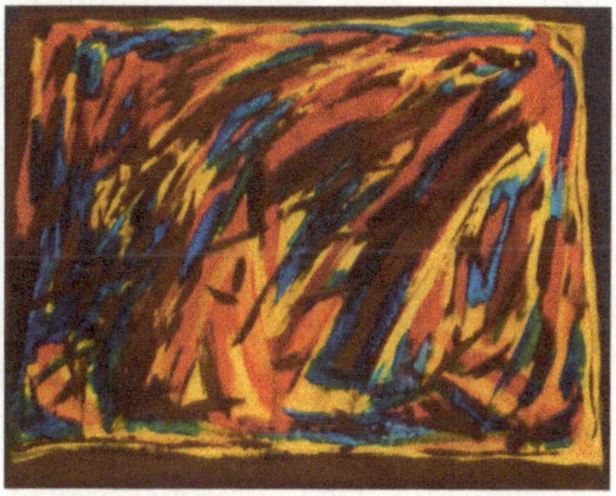

Abb. 23

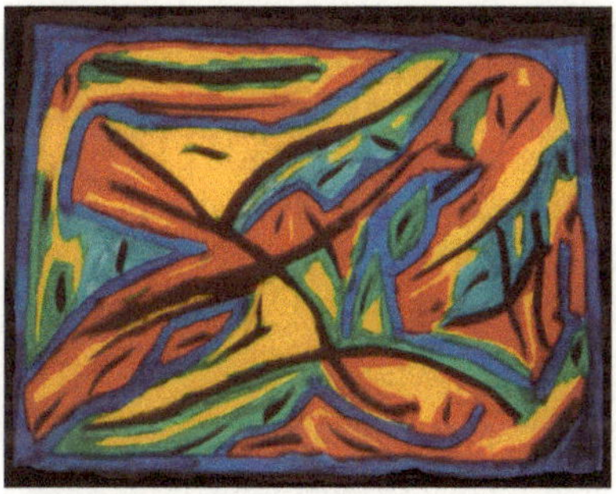

Abb. 24

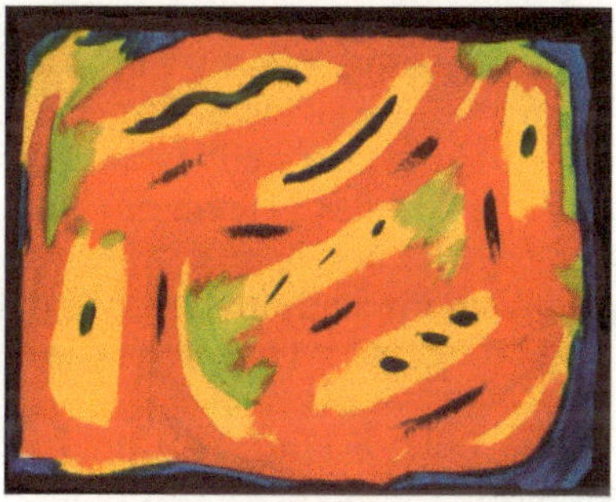

Abb. 25

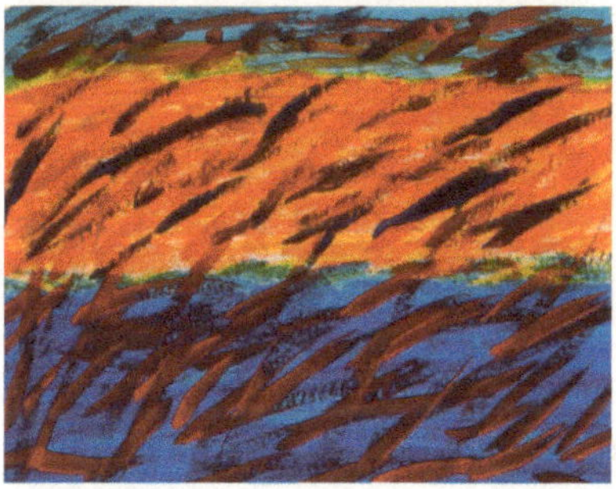

Abb. 26

Frau Lutz kommt nach einem Einzelgespräch wütend in die Kunsttherapie. Abbildung 22 entsteht. Sie kritzelt mit einem Graphitstift auf einem Blatt herum und äußert dazu: „Das musste raus, aber das Blatt ist zu klein!“ Ich mache ihr den Vorschlag, sich ein größeres Blatt zu holen und an der Wand zumalen.

Dabei hatte ich die Idee, dass sie etwas außerhalb der Gruppe weniger abgelenkt ist. Sie hätte die restliche Gruppe im Rücken und wäre so mehr bei sich. Frau Lutz richtet sich ihren Platz an der Wand ein. Sie malt mit Gouache-Farben und unter deutlichem Körpereinsatz bis zum Ende der Stunde. Beim gemeinsamen Betrachten kommentiert sie ihr Bild (Abbildung 23) mit den Worten: „Das ist das Scheiß Chaos in mir drin." Das Bild erscheint ihr wirr und sie findet keine weiteren Worte dafür. Auf eine Besprechung hat sie keine Lust weil sie selbst nicht weiß was das Bild eigentlich soll. Es ist ihr nur so „rausgerutscht". Ich ermutige sie ein Folgebild zu malen und sage: „Vielleicht findet sich eine Ordnung für das Chaos." Sie entgegnet mir: „Nö, kein Bock auf so was."

Das Bild der Patientin erinnert an das Stadium des Uroboros. NEUMANN (2004) erklärt, dass der Uroboros zum einen eine „vollkommene Gestalt" zeigt und zum anderen auch das Symbol des „Chaos" und der „Gestaltlosigkeit" darstellt. Der Uroboros ist hier das Symbol der Vor-Ich-Zeit. In dieser Zeit herrscht das Unbewusste, was mit einem Nichtwissen umschrieben werden kann. Das Ich kann Erlebnisse und Wahrnehmungen noch nicht bewusst erfassen. Diese Vorzeit ist beherrscht vom Chaos der Ununterschiedenheit. Es gibt noch keine Geschichte, denn zur Geschichte gehört ein reflektierendes Bewusstsein. In Bezug zu Frau Lutz lässt sich sagen, dass jede Krankheit sowie jede psychische Störung zu einer Verringerung der Wachheit des Bewusstseins führt. In der psychischen Krankheit scheint es, als ob sich das Bewusstseinsorgan noch im Stadium der Frühentwicklung befindet. Das Bewusstsein wirkt jung und wenig stabil.

Dieser Frühzustand steht im Zeichen des Uroboros. Er ist charakterisiert durch eine starke Unstabilität des Ich. Die Uroboros-Situation, also das „Sein im Unbewussten" verursacht zwar eine Unorientiertheit des Ich-Bewusstseins, nicht aber der Gesamtpersönlichkeit (S. 285ff.). Obwohl diese Phase bereits in der frühen Kindheit durchschritten wurde kann uns dieser Zustand, aufgrund von psychischer Belastung, bei Patienten in jedem Alter begegnen.

Im Bild von Frau Lutz gibt es keine Organisation. Alles wirkt chaotisch, wie sie es auch selber in ihrer Aussage benennt. KNAPP in MÜLLER (2003) ordnet das Bild des Chaos zu den Schöpfungsmythen. Er beschreibt es als formlose Masse und als ein vermengtes Ganzes, in dem noch keine Abgrenzung möglich ist. Aus psychologischer Sicht betrachtet, bedeutet das Chaos den unbewussten Anfangszustand sowie die unbewusste Identität. Das Ich-Bewusstsein ist erst keimhaft vorhanden. Jung empfiehlt, dieser emotionalen Turbulenz gegenüber eine vernunftmäßige und überlegene geistig-seelische Position zu errichten. Dies würde den Phasen einer Differenzierung und Trennung entsprechen (S. 73f.).

Zur nächsten Kunsttherapiesitzung erscheint Frau Lutz äußerst pünktlich. Sie betritt den Raum mit den Worten: „Die Wand gehört mir!" Sie richtet sich ihren Platz ein und beginnt zu malen. Frau Lutz wirkt sehr konzentriert und gestaltet ihr Bild (Abbildung 24) bis zum Ende der Stunde. Wieder hatte sie das Gefühl, dass zu viel auf ihrem Blatt ist und es chaotisch wirkt. Gemeinsam vergleichen wir ihr heutiges Bild mit dem vom letzten Mal.

Frau Lutz erkennt keinen Unterschied. Mit den Worten: „Was fällt ihnen so ein, wenn sie ihr Bild anschauen?" versuchte ich, ihre Gestaltung symbolisch zu befragen. So lassen sich Assoziationen anregen und der Phantasie kann freier Raum gelassen werden. Frau Lutz antwortet: „Alles ist vermischt. Ich weiß nicht, wo ich selber bin." Diese Aussage berührt sie sichtlich. Sie hatte das Bedürfnis, mehr Ordnung zu schaffen. Sie wollte, dass „alles seinen Platz bekommt." Wieder ermutigte ich sie, ein Folgebild zu malen.

Meines Erachtens lässt das Bild von Frau Lutz mehr Differenzierung erkennen als zuvor. NEUMANN (2004) benennt, dass das uroborische Stadium noch gestaltlos ist. Mit der Weiterentwicklung des Ichs kommt es zur Stärkung des Bewusstseinssystems. Die Zeit der Gestaltlosigkeit geht über zur Gestaltung (S. 308). Hierzu erklärt SCHMEER (1998), dass am Beginn der menschlichen Psyche eine Art „undifferenzierte Matrix" herrscht. Aus ihr bilden sich Strukturen und Differenzierungen heraus. Im Laufe des Lebens differenziert sich das Ich immer mehr. Neue Strukturen kommen hinzu. Wenn diese Strukturen nicht standhalten, dann herrscht, wie am Urbeginn des Seins, das Chaos (S. 15). Bleiben diese Strukturen jedoch erhalten, kann eine psychische Stabilisierung in der Krise oder der Krankheit vermutet werden.

In der nächsten Stunde beginnt Frau Lutz wieder auf die gleiche Weise zu malen. Erst der schwarze Rand, dann der Innenraum. Abbildung 25 entsteht. Frau Lutz meldet mir zurück, dass ihr das Malen sehr gut tut. Sie kann sich dabei besser ausdrücken als beim Reden. In Zukunft möchte sie zur zusätzlichen freien Ateliergruppe kommen, was sie auch umsetzt. In den kurzen Gesprächen geht es immer wieder um ihre Frage: „Wo bin ich?" Meines Erachtens zeigen ihre Bilder einen innerseelischen Entwicklungsprozess auf. Sie wirken auf mich wie eine Suche nach Struktur und damit verbunden auch wie eine Suche nach sich selbst.

Das in der darauf folgenden Stunde entstandene Bild (Abbildung 26) gefällt Frau Lutz sehr gut. Sie äußert dazu: „Den schwarzen Rand brauche ich nun nicht mehr." Das Bild zeigt einen unteren Bereich in Blau und einen oberen Bereich in roter Farbe. Eine Trennung in verschiedene Bereiche wird sichtbar. Jedoch bleiben von der Farbe Blau noch Elemente im Rot sichtbar, wie auch umgekehrt noch rote Elemente im blauen Bereich enthalten sind.

In Bezug zu den Phasen der Individuation lässt sich hier die Ureltern-trennung vermuten, die ich unter Punkt 3.1.2. beschrieben habe. NEUMANN (2004) verwendet diesen Begriff, wenn die Urbeziehung, also die ursprüngliche Ganzheit der Welt, endet. Der Uroboros der die Gegensätze enthält, tritt nun in die Gegensätze auseinander. Das Ich-Bewusstsein entsteht. Mythologisch beschreibt Neumann dieses Stadium durch die Trennung von Himmel und Erde, von Oben und Unten, von Hell und Dunkel und von Tag und Nacht (S. 461). KNAPP in MÜLLER (2003) formuliert: „In vielen Schöpfungsmythen vollzieht sich der Übergang vom Chaos zur Ordnung durch die Trennung von Himmel und Erde" (S. 73). Danach beginnt das Ichbewusstsein sich selbst und auch die Anderen sowie die Welt nicht mehr als eins, sondern als getrennt zu erleben (DANIEL 1993 S. 23).

In der nächsten Stunde beschließt Frau Lutz etwas mit Ton zu machen. Ihre Entscheidung nun wieder im Sitzen und mit einem neuen Material zu arbeiten, lässt eine gewisse Ichstärke vermuten. Sie gibt die alte Technik auf und versucht etwas Neues.

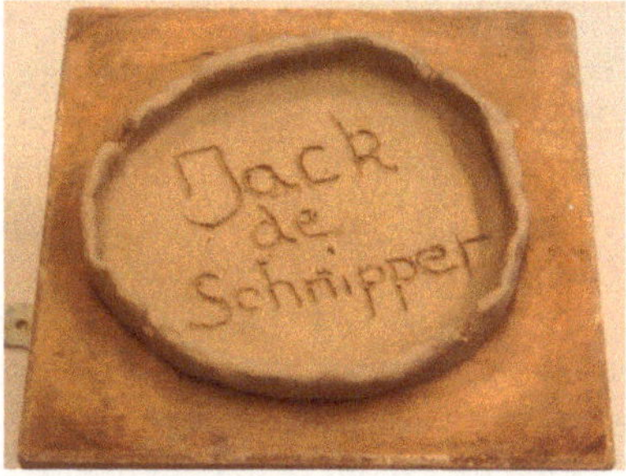

Abb. 27

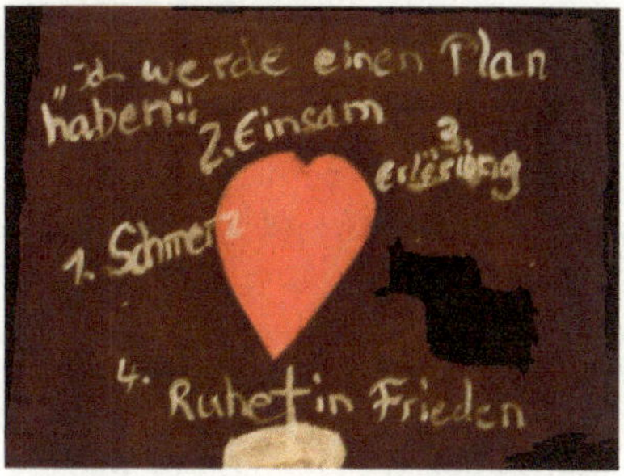

Abb. 28

Zu Beginn wirkte Frau Lutz noch unsicher. Ich schlage ihr vor, den Ton in beiden Händen zu einer ganz runden Kugel zu formen. Im zweiten Schritt kann sie dann schauen, zu was die Kugel werden möchte. Dabei ist es gut sich von den Händen überraschen zu lassen. Ich dachte mir, Frau Lutz kann so einen Bezug zum Material aufbauen und ihrer inneren Dynamik Ausdruck verleihen. Sie klatschte den Ton zuerst auf den Tisch um ihn weich zu bekommen. Danach formte sie einen riesigen Penis und machte einige Witze über die männlichen Patienten in der Gruppe. Jetzt, wo Frau Lutz wieder an der Tischgruppe saß, erlebte ich sie sehr laut und aufgesetzt. Anschließend formte sie schnell einen Aschenbecher (Abbildung 27). Um Frau Lutz mehr in Bezug zu ihrem Objekt zu bringen, erklärte ich ihr, dass die einzelnen Elemente gut verstrichen sein müssen, damit sie beim Trocknen nicht auseinander fallen.

In einer weiteren Stunde strich Frau Lutz ihren Aschenbecher ganz glatt. Sie wirkte dabei sehr bezogen und genoss es sichtlich mit ihren nassen Fingern über den glitschigen Ton zu streichen. Sie wollte auf keinen Fall einen Sprung riskieren. Ihr Aschenbecher sollte sogar einen Namen bekommen. Gut sichtbar ritzte sie „Jack de Schnipper" hinein. Der Name ist abgeleitet von „Jack the Ripper" und steht für ihr Symptom. Der fertige Aschenbecher sollte gebrannt werden. Sie war gespannt und wartete ungeduldig die nächste Woche ab.

In der anschließenden Stunde holten wir ihren fertigen Aschenbecher gemeinsam aus dem Brennraum. Stolz hielt sie ihn in beiden Händen. Beim Umdrehen berührte ich Frau Lutz am Arm. Sie erschrak und ließ den Aschenbecher fallen. Er zerbrach!

Unsicher sagte ich: „Lassen sie uns die Teile aufsammeln. Vielleicht kann man es kleben." Obwohl Frau Lutz sehr angespannt und wütend wirkte, sagte sie mit überraschend ruhiger Stimme: „Wissen sie, Frau Glück, das ist mein Leben! Alles geht kaputt. Alles!" Es war, als ob sie mir erklärte was gerade passiert ist. In diesem Moment konnte ich die Lebenssituation von Frau Lutz wirklich fühlen.

Sie ging zurück in den Kunsttherapieraum und fing sofort an zu malen (siehe Abbildung 28). Das Bild schaffte ihr eine entlastende Funktion als „symbolisches Agierfeld." Es zeigt ihre Gedanken der Selbstzerstörung und Ausweglosigkeit. FRICK & HUBER (1998) erklärt, dass eine Instabilität sehr leicht unberechenbare Reaktionen auslösen kann. Oft wird das eigene Erschüttert-sein als unangenehm bewertet. Es passt nicht in das Selbstbild des Betroffenen. Jedoch ist die Fähigkeit, sich berühren und sogar teilweise destabilisieren zu lassen, eine wichtige Bedingung für die Wandlungsfähigkeit eines Systems. Wichtig wäre die Kommunikation mit den Konflikten und Stimmungen. Dies geschieht jedoch nur dann, wenn die Zeit reif dafür ist. Erst muss ein kritischer Punkt erreicht werden (S. 147ff.).

Ich denke, dass diese unangenehme Situation einen solchen Punkt herbeigeführt hat. Nach der Kunsttherapiestunde ergab sich noch ein sehr gutes Gespräch mit Frau Lutz, meinem Anleiter und mir. Es gelang einen Bezug zu ihrer Alltagssituation herzustellen. Oft passieren ihr dort ähnliche Situationen. Diese Wiederholung ist Teil ihres Lebens und Teil ihres Krankheitsbildes. Ihre Gestaltung öffnete ihr eine realistische Sicht auf ihren momentanen Ich-Zustand. Sonst stand ihre oft einseitig verzerrte Wahrnehmung im Weg. Ihr wurde klar, wie schnell es geht, dass alles in ihr zerbricht. Nun ging es darum, einen angemessenen Umgang mit der Situation zu finden. Solche Dinge sind eben auch ein Teil des Lebens.

In der nächsten Stunde wollte Frau Lutz mit Pastellkreiden arbeiten. Ihre Idee war, ein Bild zu malen, auf dem sich die Flächen berühren, aber nicht miteinander vermischen.

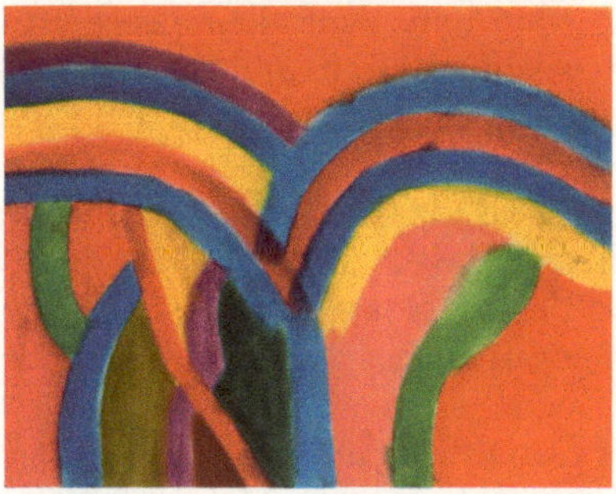

Abb. 29

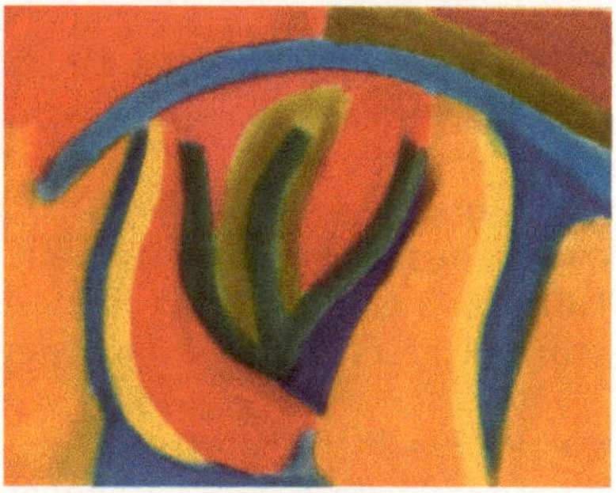

Abb. 30

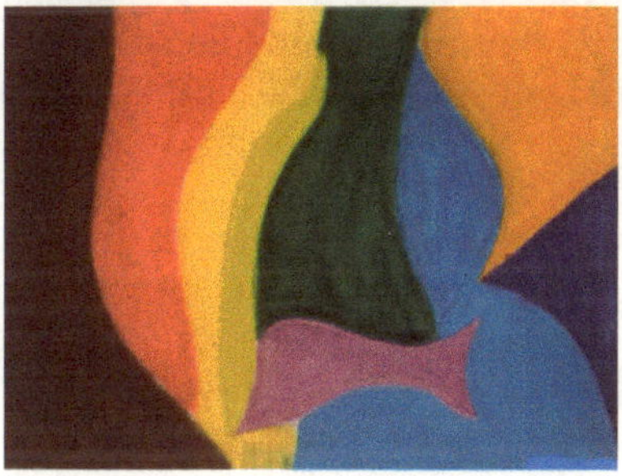

Abb. 31

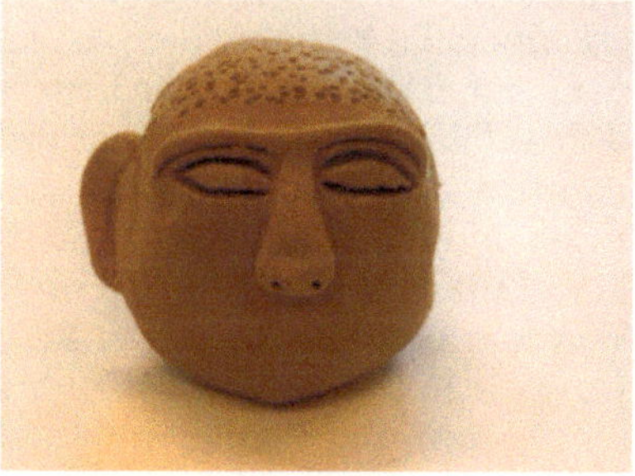

Abb. 32

In diesem Zusammenhang entstand Abbildung 29. Mit sehr viel Hingabe und Zeit verstrich Frau Lutz die verschiedenen Flächen mit ihren Fingern. Ganz vorsichtig wuchs die eine Fläche der anderen entgegen. Frau Lutz schaffte eine Abgrenzung der verschiedenen Farbflächen ohne eine direkte Grenze zu ziehen. Sie war sehr fasziniert und wollte diese Idee weiter ausprobieren. So entstanden dann die Abbildungen 30 und 31.

Ihre Bilder fanden auch in der restlichen Gruppe Bewunderung. Sie genoss es sichtlich, nach dieser ausdauernden Leistung positives Feedback zu bekommen. Wenn ich Frau Lutz nun beim Gestalten zusah, wirkte sie richtig weiblich und zart auf mich. Ich entdeckte eine ganz feinfühlige Art an ihr, die mir zuvor nicht aufgefallen war. Auch wirkte sie offener für kleine Gespräche. Ich versuchte die Bilder hauptsächlich strukturorientiert zu betrachten. Später kam Frau Lutz dann selbst auf ihre Konflikte im zwischenmenschlichen Bereich zu sprechen. Sie stellte fest, dass ihre Farbflächen irgendwie mit ihrer Situation im Alltag zu tun haben. Frau Lutz erzählte, wie schwer es ist, sich nicht mit einem anderen Menschen „zu vermischen." Man will nicht alleine sein und kommt dem Anderen ganz nah. Man „vermischt sich" so, dass man die „eigene Farbe" nicht mehr erkennt und sich verliert.

Ich hatte den Eindruck, als ob sie über ihre Bilder eine kleine Brücke gebaut hatte um ihre Innenwelt mit der Außenwelt zu verbinden. Sie erklärte: „So wie in meinen Bildern soll es auch mit meinen Freunden sein. Jeder ist eine Farbe und jeder ist somit auch sich selbst."

Meines Erachtens haben sich aus der Gestaltlosigkeit der ersten Bilder nun verschiedene, klar erkennbare Formen herausgebildet. Es kommt zur Gestaltwerdung der gestaltlosen Kräfte. Eine Entwicklung lässt sich erkennen. Zu Beginn schien das Ich im Unbewussten enthalten. Ihre Bilder zeigten keine wirkliche Unterschiedenheit. In den Pastellkreide-Bildern erfährt das Ich nun mehr und mehr sein Eigen-Sein im Gegensatz zum Unbewussten. Die verschiedenen Farben grenzen sich gegenseitig ab und werden bewusst und sorgsam an die passende Stelle gesetzt. Frau Lutz überlegt wo eine Form anfängt und die nächste aufhört. Ihr Tun wirkt zielgerichtet. Das Bild fordert sie heraus, das Ich in einen Umgang mit dem Anderen zu bringen. Auch lässt sich erkennen, dass ihre Farben und Formen nun viel weicher und wärmer wirken als zu Beginn.

JACOBI (1992) erklärt: „Wenn der Entfaltungs- und Reifungsprozess der Seele- die Individuation, wie Jung sie nannte- in der psychologischen Arbeit in Fluss kommt, dann sehen wir, dass parallel dazu in den Bildern die Konturen weicher werden (...) (S. 144).

Frau Lutz wirkt berührt und emotional ergriffen. Sie arbeitet mit den Fingern und ist ihrem Bild sowie auch sich selbst näher gekommen. In der nächsten Stunde wollte Frau Lutz nochmals mit Ton arbeiten. Das hätte ich nicht erwartet. Sie holte sich einen handgroßen Tonbatzen und formte diesen zu einer Kugel (siehe Abbildung 32). Irgendwie hatte ich das Gefühl, sie greift meine alte Intervention auf. Liebevoll strich sie die Kugel mit Wasser glatt. Es wirkt, als hätte sie etwas in der Hand, das man beschützen muss. KAST (2003) benennt, dass im Erleben der Form einer Kugel ein Lebensgefühl entsteht, in dem eine Selbstzentrierung erfahren wird (S. 122).

Als die Kugel fertig ist bleibt sie lange sitzen und hält sie einfach nur in ihren Händen. Frau Lutz wendet sich mir zu und flüstert: „Das bin ich."

In der nächsten Stunde arbeitet sie vertieft und behutsam an ihrer Tonkugel weiter. Eine junge Frau aus der Gruppe sagt: „Das sieht ja aus wie du!" Frau Lutz nickte ihr zu und lächelt.

An diesem Tag haben wir Frau Lutz das letzte Mal gesehen. Ihr Gesicht blieb unvollendet. Sie wurde nach drei Monaten Klinikaufenthalt entlassen. In mir bleibt das Gefühl zurück, dass Frau Lutz sich auf der „Suche nach sich selbst" ein kleines Stück näher gekommen ist.

5.3. Prozessbetrachtung und Zusammenfassung

> *„Eine sehr eigene Entwicklungsspur kann sich entfalten, die zur Gestaltbildung drängt und die ordnend und strukturierend wirkt"* (DEUSER 1997 S. 202).

Das Bildbeispiel von Frau Lutz zeigt einen allmählichen Werdeprozess im Sinne der Individuation. SCHOELLER (2006) bezeichnet den Individuationsweg als einen schöpferischen Prozess, in dem ungestaltete Energie Schritt für Schritt Gestalt annimmt (S. 2). Anhand der Bildserie von Frau Lutz wurde sichtbar, wie sich ihre diffuse Stimmung im kunsttherapeutischen Verlauf strukturiert und der vorher ungeformte Inhalt Struktur gewinnt. Der Bildprozess zeigt, wie sich die Klientin Frau Lutz in Richtung Struktur und Ordnung bewegt. Ich denke, dass die Bilder einen seelischen Entwicklungsprozess in Bewegung setzten.

RIEDEL u.a. (2003) erklärt, dass sich der Patient durch das Malen in seiner strukturierenden und ordnenden Kraft erfahren kann. Dadurch erstarkt sein Ich. Dies wirkt nicht nur auf dem Blatt sondern gleichsam auch im täglichen Leben (S. 162). Gegen Ende des Prozesses war es Frau Lutz sogar möglich, ihre Bilder mit aktuellen Ereignissen in Verbindung zu setzen. Sie selbst wirkte zunehmend bezogener und zentrierter.

JACOBI (1992) geht von einer latenten Fähigkeit der unbewussten Psyche aus. Diese versucht ordnende Prozesse in Gang zu setzen und Selbstregulierung sowie Heilung hervorzurufen (S. 75). Die Begleitung von Frau Lutz hat mir gezeigt, dass man ein gewisses Vertrauen in diese selbstregulierenden Prozesse der Psyche setzen darf.

Die Patientin, die ja eine doch sehr schwere Symptomatik aufweist, ist nach Beendigung der Therapie natürlich nicht gleichzeitig geheilt. Ich gehe aber dennoch davon aus, dass sie in der Kunsttherapie wichtige Strukturierungsformen erarbeiten konnte, die den Weg in eine positive Richtung weiter anstoßen können. Ihre Bilder sind als eine Art erste Vorbilder zu verstehen. Das gelebte Leben muss diesen Bildern folgen. Meines Erachtens besteht jedoch eine hohe Wahrscheinlichkeit, dass es folgen wird.

Zusammengefasst lässt sich sagen, dass die spontan gemalten Bilder der Patienten Rückschlüsse auf die seelische Differenziertheit der Persönlichkeit ermöglichen. Indem der Therapeut die Bilder in Bezug zu den Phasen der Individuation setzt, kann er im entscheidenden Moment eingreifen und progressive Impulse verstärken. Auch kann er die Aufmerksamkeit des Patienten auf neue und entwicklungsfördernde Wege sowie Ressourcen lenken und damit zur Bewusstwerdung beitragen.

6. Schlussbetrachtung

> *„Mittelpunkt der Kunsttherapie ist der schöpferische Mensch mit seinen den Lebensfluss fördernden oder blockierenden Kräften"* (SCHATTMAYER-BOLLE in MÜLLER 2003 S. 247).

An dieser Stelle möchte ich zum Abschluss kommen. Natürlich ist die Bedeutsamkeit des Individuationsprozesses im Kontext der Kunsttherapie hiermit noch lange nicht erschöpft. Um elementare Grundlagen herauszuarbeiten, mussten zwangsläufig viele andere interessante Bereiche in den Hintergrund treten.

Ich denke jedoch, dass meine Arbeit das Verständnis eines Gesamtzusammenhangs ermöglichte, in den der Mensch eingebunden ist und dessen unsichtbare Wirklichkeit sein Leben entscheidend mitbestimmt. In jeder Lebensphase stehen Entwicklungsaufgaben an, die bewältigt werden müssen. Misslingt eine solche Aufgabe oder wird sie zu wenig berücksichtigt, muss sie später nachgeholt werden. In der kunsttherapeutischen Praxis stoßen Patienten immer wieder auf Konflikte, die in frühere Phasen gehören.

Indem der Individuationsprozess als eine Art „Leitfaden" der menschlichen Entwicklung betrachtet wird, spielt er meines Erachtens im Kontext der Kunsttherapie eine durchaus wichtige Rolle. Ich hoffe gezeigt zu haben, dass das Wissen um den Individuationsprozess in der kunsttherapeutischen Praxis helfen kann, die Entwicklungsaufgaben eines individuellen Menschen besser verstehen zu können. Das Wissen um den natürlichen Verlauf der aufeinander folgenden Bewusstseinsstadien vermittelt somit eine Orientierung für das Erkennen der Situation des Patienten.

Während meines Praxissemesters ist mir aufgefallen, dass sehr viele Menschen fast völlig unbewusst leben. Sie erleben zwar, was mit ihnen geschieht, aber sie erfahren sich nicht als Ursache für das folgende Geschehen. Auch haben sehr viele Menschen Angst, alte und entwicklungshemmende Verhaltensmuster durch neue und gewinnbringende Handlungen zu ersetzen. Ich denke, dass die Kunsttherapie einen sicheren und geschützten Ort für diese Menschen darstellen kann, um sich so weit wie möglich, den Inhalten des Unbewussten gegenüber zu öffnen und diese Inhalte Stück für Stück bewusst zu machen.

Im Einlassen auf den kreativen Prozess und im Horchen auf die innere Führung können sich im Bild richtungweisende Impulse zeigen. Diese sind oft mit dem Bewusstsein noch nicht erfassbar aber schon im Bild erkennbar. Eine Kunsttherapie, die dem Patienten hilft, sich dem Unbewussten gegenüber zu öffnen, ermöglicht, dass er Mitteilungen aus diesem Unbewussten empfangen und sinnvoll für seinen Lebensweg nützen kann.

Die Kunsttherapie bietet somit durchaus eine Möglichkeit, den Individuationsprozess zu fördern und zu erweitern. RIEDEL u.a. (2004) erklärt, dass der natürliche Individuations-prozess beim Malen, durch den Kontakt mit den inneren Bildern, in Gang kommt und in Fluss gehalten wird (S. 297). Es kann davon ausgegangen werden, dass die kunsttherapeutische Tätigkeit dem Ganzheitszentrum aus dem Unbewussten eine Sprache verleiht. Bisher unbewusste Inhalte der Persönlichkeit können dem Patienten in seinen Gestaltungen gegenübertreten. Die Inhalte können so erkannt, bewusst gemacht und integriert werden.

Viele Menschen die uns in der Praxis begegnen, haben den Zugang zu ihrer schöpferischen Lebensenergie verloren. Sie leiden unter einem seelischen Ungleichgewicht. Ich denke, dass es gerade in solchen Situationen sehr hilfreich ist, sich seinem kreativen Potential zu öffnen und der schöpferischen Kraft zu vertrauen, die jedem Mensch innewohnt.

Vor allem aber tragen die verschiedenen Methoden der Kunsttherapie wie z.B. das Geführte Zeichnen, die Imagination oder die Märchenarbeit zur Förderung des Individuationsprozesses bei. Sie ermöglichen dem Betreffenden eine Zuwendung zum eigenen Inneren, in dem die schöpferischen Entfaltungskräfte enthalten sind. Dies ist von großer Bedeutung, denn so können wichtige schöpferische Impulse an unser Bewusstsein herangetragen werden. Im Erkennen und Annehmen dieser Impulse wird die Entwicklung gefördert. Die anstehenden Entwicklungsschritte werden spürbar und können im Folgenden dann stattfinden. Die kunsttherapeutischen Methoden ermöglichen einen Dialog mit dem Unbewussten. Dieser Dialog ist die Voraussetzung für den Individuationsprozess. Die Folge ist dann, dass sich der Mensch entwickelt und immer stimmiger wird.

Im nächsten Schritt ist immer eine Wendung nach Außen sehr wichtig. Das gestaltete Material sollte im Anschluss besprochen werden, um zu mehr Bewusstheit zu verhelfen. Hierzu formuliert KRISHNAMURTI in

SCHMEER (1998): „Damit die Augen die Dinge sehen, muss eine Kommunikation mit ihnen bestehen." (S. 5).

Wie sich exemplarisch im Bildbeispiel von Frau Lutz oder der Bildserie aus dem Geführten Zeichnen gezeigt hat, lassen sich die Bilder in Bezug zu den Phasen des Individuations-prozesses setzen. Damit ist nicht gemeint, dass sich jedes einzelne Bild schematisch einordnen lässt. Aber es ist durchaus möglich, die Bewusstseinsentwicklung des Patienten an den Bildern nachzuvollziehen und somit eine Orientierung über die Situation des Patienten zu erlangen. Indem ich sehe und spüre wo der Patient steht oder feststeckt, kann ich bewusst Interventionen anbieten, die den Patient in Richtung progressiver Entwicklung führen.

Der Weg muss vom Patient selber beschritten werden, aber indem ich weiß, welcher Entwicklungsschritt ansteht, kann ich den Patienten gezielt begleiten ohne die Orientierung zu verlieren.

DEUSER (1999) erklärt, dass entsprechend der Reifungsstufe des Ichs verschiedene Symbolbildungen konstelliert werden. Diese kennzeichnen die Art der Beziehung zwischen dem Ich und dem Unbewusstem (S. 72). Durch eine Art Standortbestimmung ist es mir möglich, im entscheidenden Moment einzugreifen, um Neugewonnenes zu verstärken. Auch kann ich die Wahrnehmung des Patienten auf neue Wege lenken, wenn er alte Stadien allzu oft wiederholt und zu keiner Lösung findet.

Als Therapieziel formuliert JUNG in RIEDEL u.a. (2004): „die Hervorbringung eines seelischen Zustandes, in welchem mein Patient anfängt, mit seinem Wesen zu experimentieren, wo nichts mehr für immer gegeben und hoffnungslos versteinert ist, eines Zustandes der Flüssigkeit, der Veränderung und des Werdens" (S. 20). Gerade die Kunsttherapie bietet dem Mensch die Möglichkeit, fixierte Vorstellungen in Bewegung zu bringen und Veränderung zu erfahren. So kann der Mensch immer mehr sein wahres Wesen erkennen. All dies trägt in kleinen Schritten zu immer mehr Bewusstheit bei.

Ich denke, ich konnte hiermit zeigen, dass die Gedanken Jungs vom kollektiven Unbewussten, den Archetypen und dem damit verbundenen kreativen Potential auch für die Kunsttherapie nutzbar sind. Sie stellen auch heute noch einen bereichernden Beitrag zur therapeutischen Arbeit dar. Während des Studiums ist mir mehrfach aufgefallen, dass die Grundannahmen Jungs längst in andere therapeutische Konzepte eingeflossen sind, ohne immer als diese identifiziert zu werden. Das kreative Potential des Unbewussten bleibt schon lange nicht mehr der Psychologie Jungs vorbehalten.

Zusammengefasst lässt sich bestätigen, dass sich das Wissen um den Individuationsprozess durchaus gewinnbringend in das kunsttherapeutische Arbeiten integrieren lässt. Ich denke, für die Kunsttherapie können jeweils die Aspekte genützt werden, die der Situation des Patienten am besten entsprechen. Im Weiteren lässt sich sagen, dass die Kunsttherapie mit ihren verschiedenen Methoden einen wichtigen Beitrag zur Individuation leisten kann. Natürlich kann ich den Patienten auf seinem Weg der Individuation nur so weit begleiten, wie mir auch meine eigene Entwicklung bewusst ist.

Abbildungsverzeichnis

Literaturverzeichnis

Alt, F. (Hrsg.). (1995). Über Jung, C. G.. Worte der Seele (1.Aufl.). Freiburg: Herder.

Asper, K. (1991). Verlassenheit und Selbstentfremdung. Neue Zugänge zum therapeutischen Verständnis (4.Aufl.). Olten: Walter-Verlag.

Bachmann, H. I. (1993). Malen als Lebensspur (5.Aufl.). Stuttgart: Klett-Cotta.

C. G. Jung Gesellschaft Köln e.V. Die analytische Psychologie. Verfügbar unter: http://www.cgjung.org/analytisch.htm [05.09.2006].

Christoffel, J. (1989). Neue Strömungen in der Psychologie von Freud und Jung. Olten: Walter-Verlag.

Daniel, R. (1993). Archetypische Signaturen im unbewußten Malprozeß. Waiblingen-Hohenacker: Bonz.

Deuser, O. (1989). Geführtes Zeichnen. In Zundel, E. & Fittkau, B. (Hrsg.). Spirituelle Wege und Transpersonale Psychotherapie (S. 307-312). Paderborn: Junfermann-Verlag.

Deuser, O. (1997). Geführtes Zeichnen. In Baukus, P. & Thies, J. Kunsttherapie (2.Aufl. S. 201-208). Stuttgart: Gustav Fischer Verlag.

Deuser, O. (1999). Tiefenpsychologischer Ansatz nach C. G. Jung/Bilder des Individuationsweges/Geführtes Zeichnen. In Bader, R., Baukus, P. & Mayer-Brennenstuhl, A. (Hrsg.). Kunst und Therapie (S. 70-73). Nürtingen: Stiftung für Kunst und Kunsttherapie.

Franz, M.-L.v. (1986). Psychologische Märcheninterpretation. München: Kösel-Verlag.

Frick, E. & Huber, R. (Hrsg.). (1998). Die Weise von Liebe und Tod. Psychoanalytische Betrachtungen zu Kreativität, Bindung und Abschied. Göttingen. Vandenhoeck & Ruprecht.

Graf-Nold, A. (1999). Carl Gustav Jung- Der Individuationsprozeß und die Gegensatznatur der Psyche. In Lück, H. E. & Miller, R. (Hrsg.). Illustrierte Geschichte der Psychologie (2. Aufl. S. 151-157). Weinheim: BELZ Psychologie Verlags Union.

Jacobi, J. (1965). Der Weg zur Individuation. Zürich und Stuttgart: Rascher Verlag.

Jacobi, J. (1992). Vom Bilderreich der Seele. Wege und Umwege zu sich selbst (4.Aufl.) Sonderausgabe. Olten und Freiburg im Breisgau: Walter Verlag.

Jacobi, J. (2006). Die Psychologie von C. G. Jung (21. Aufl.). Frankfurt am Main: Fischer Taschenbuch Verlag.

Jaffé, A. (Hrsg.). (1977). C. G. Jung Bild und Wort. Olten und Freiburg im Breisgau: Walter-Verlag.

Jaffé, A. (Hrsg.). (1992). Erinnerungen, Träume, Gedanken von C. G. Jung (8.Aufl.) Sonderausgabe. Olten: Walter-Verlag.

Jacobi, M. (1985). Individuation und Narzißmus. Psychologie des Selbst bei C. G. Jung und H. Kohut (Reihe leben lernen; Nr. 60). München: Pfeiffer Verlag.

Jung, C. G. (1958). Praxis der Psychotherapie (Band 16). Zürich und Stuttgart: Rascher Verlag.

Jung, C. G. (1964). Zwei Schriften über analytische Psychologie (Band 7). Zürich und Stuttgart: Rascher Verlag.

Jung, C. G. (1972a). Psychologie und Alchemie (Band 12). Olten: Walter-Verlag.

Jung, C. G. (1972b). Über die Entwicklung der Persönlichkeit (Band 17). Olten: Walter-Verlag.

Jung, C. G. (1974). Zivilisation im Übergang (Band 10). Olten: Walter-Verlag.

Jung, C. G. (1976). Aion. Beiträge zur Symbolik des Selbst (Band 9/2). Olten: Walter-Verlag.

Jung, C. G. (1981a). Das symbolische Leben (Band 18/1, 1.Aufl.). Olten: Walter-Verlag.

Jung, C. G. (1981b). Das symbolische Leben (Band 18/2, 1.Aufl.). Olten: Walter-Verlag.

Jung, C. G. (1987). Die Dynamik des Unbewussten (Band 8, 15.Aufl.). Olten: Walter-Verlag.

Jung, C. G. (1988a). Über die Entwicklung der Persönlichkeit (6. Aufl.). Olten und Freiburg im Breisgau: Walter-Verlag.

Jung, C. G. (1988b). Symbole der Wandlung (Band 5, 5.Aufl.). Olten: Walter-Verlag.

Jung, C. G. (1995). Tiefenpsychologische Archetypik. In G. Wehr, Spirituelle Meister des Westens (S. 197-217). München: Eugen Diederichs Verlag.

Jung, C. G. (2002). Die Archetypen und das kollektive Unbewußte (Band 9/1, 3. Aufl.) Sonderausgabe. Düsseldorf und Zürich: Patmos Verlag, Walter Verlag.

Jung, C. G., Franz, M.-L.v., Henderson J. L., Jacobi, J. & Jaffé, A. (2003). Der Mensch und seine Symbole (16. Aufl.) Sonderausgabe. Düsseldorf und Zürich: Patmos Verlag, Walter Verlag.

Kast, V. (1984). Paare: Beziehungsphantasien oder wie Götter sich in Menschen spiegeln (1.Aufl.). Stuttgart: Kreuz Verlag.

Kast, V. (1988). Der schöpferische Sprung. Vom therapeutischen Umgang mit Krisen (4.Aufl.). Olten: Walter-Verlag.

Kast, V. (1990). Die Dynamik der Symbole. Grundlagen der Jungschen Psychotherapie. Olten: Walter-Verlag.

Kast, V. (1995). Imagination als Raum der Freiheit (1.Aufl.). München: Deutscher Taschenbuch Verlag.

Kast, V. (1996). Sich wandeln und sich neu entdecken (2.Aufl.). Freiburg, Basel, Wien: Herder Verlag.

Kast, V. (1998a). Animus und Anima. In Frick, E. & Huber, R. (Hrsg.). Die Weise von Liebe und Tod (S. 64-79). Göttingen: Vandenhoeck & Ruprecht.

Kast, V. (1998b). Wir sind immer unterwegs. Gedanken zur Individuation (2.Aufl.). Zürich: Walter Verlag.

Kast, V. (1998c). Familienkonflikte im Märchen. München: Deutscher Taschenbuch Verlag.

Kast, V. (2000). Lebenskrisen werden Lebenschancen. Wendepunkte des Lebens aktiv gestalten. Freiburg im Breisgau: Herder Verlag.

Kast, V. (2002). Lass dich nicht leben - lebe! Die eigenen Ressourcen schöpferisch nutzen (2.Aufl.). Freiburg, Basel, Wien: Herder Verlag.

Kast, V. (2003). Trotz allem Ich. Gefühle des Selbstwerts und die Erfahrung von Identität. Freiburg: Herder spektrum.

Kast, V. (2004, Juli). Warum braucht es in der Psychotherapielandschaft den Jungschen Ansatz? In Jung-Journal (Nr.11/12 S. 5-10). C. G. Jung-Gesellschaft Köln.

Kiepenheuer, K. (1988). Geh über die Brücke (1.Aufl.). Zürich: Kreuz Verlag.

Lee, Z.-N. (1990). Die Bedeutung des Verstehens in der Psychologie Jungs. Unveröffentlichte Dissertation, Universität Zürich.

Maas, H. (1981). Der Therapeut in uns. Heilung durch aktive Imagination. Olten: Walter-Verlag.

Mackenthun, G. (2000). Carl Jungs „Individuation". In „Schlüsselbegriffe der Tiefenpsychologie". Verfügbar unter: http://www.mackenthun.homepage.t-online.de/lect/keywords/key11.htm [09.08.2006].

Masche, J. G. & Walper, S. (Hrsg.). (2003). Eltern-Kind-Beziehungen im Jungend- und frühen Erwachsenenalter. Leske + Budrich: Opladen.

Müller, L. (1987). Der Held. Jeder ist dazu geboren (1.Aufl.). Zürich: Kreuz Verlag.

Meier, C. A. (1977). Persönlichkeit. Der Individuationsprozeß im Lichte der Typologie C. G. Jungs. Olten und Freiburg: Walter Verlag.

Müller, L. & Müller, A. (Hrsg.). (2003). Wörterbuch der analytischen Psychologie. Düsseldorf und Zürich: Patmos Verlag, Walter Verlag.

Neumann, E. (1995). Der schöpferische Mensch. In Walch, G. M. (Hrsg.). Frankfurt am Main: Fischer Verlag.

Neumann, E. (2004). Ursprungsgeschichte des Bewusstseins. Düsseldorf und Zürich: Walter Verlag.

Obrist, W. (1987). Neues Bewusstsein und Religiosität. Walter.

Oana (2005). Animus und Anima. Verfügbar unter: http://www.oana.de/anima.htm [07.08.2006]

Reiter, A. (2004). Symposium zur Wiederentdeckung von Gustav Hans Graber. Vorgeburtliche Wurzeln der Individuation. Verfügbar unter: http://graber-symposium.sbg.ac.at/kollmorgen.htm [07.08.2006].

Riedel, I. (1990). Die weise Frau in uralt-neuen Erfahrungen. Der Archetyp der alten Weisen im Märchen und seinem religionsgeschichtlichen Hindergrund (2.Aufl.). Olten: Walter-Verlag.

Riedel, I. (1997). Träume. Wegweiser in neue Lebensphasen. Zürich: Kreuz.

Riedel, I. (1998). Die gewandelte Frau. Vom Geheimnis der zweiten Lebenshälfte. Freiburg, Basel, Wien: Herder Verlag.

Riedel, I. & Henzler, C. (2003). Malen um zu überleben. Ein kreativer Weg durch die Trauer. Stuttgart, Zürich: Kreuz Verlag.

Riedel, I. & Henzler, C. (2004). Maltherapie. Eine Einführung auf der Basis der analytischen Psychologie von C. G. Jung. Stuttgart: Kreuz Verlag.

Roth, W. (2003). Einführung in die Psychologie C. G. Jungs. Düsseldorf und Zürich: Walter Verlag.

Röthlisberger, E. (1978). Individuation und Selbstwerdung. Interpretationen zu der Individuationslehre C. G. Jungs. Unveröffentlichte Dissertation, Universität Zürich.

Rubin, J. A. (Hrsg.). (1991). Richtungen und Ansätze der Kunsttherapie. Theorie und Praxis. Karlsruhe: GERARDI Verlag für Kunsttherapie.

Samuels, A., Shorter, B. & Plaut, F. (1989a). Wörterbuch der Jungschen Psychologie. München: Kösel.

Samuels, A. (1989b). Jung und seine Nachfolger. Neuere Entwicklungen der Analytischen Psychologie. Stuttgart: Klett-Cotta.

Schmeer, G. (1994). Krisen auf dem Lebensweg. München: Pfeiffer.

Schmeer, G. (2001). Das Ich im Bild. Ein psychodynamischer Ansatz in der Kunsttherapie (3.Aufl.). Stuttgart: Pfeiffer bei Klett-Cotta.

Schoeller, G. (2006). Heilung aus dem Ursprung. Praxis der initiatischen Therapie. Erschienen bei: Opus-magnum. Verfügbar unter: http://www.opus-magnum.de/schoeller/urspung/html [09.08.2006].

Schottenloher, G. (1994). Wenn Worte fehlen, sprechen Bilder (Band 2). München: Kösel-Verlag.

Spreti, F.v., Martius, P. & Förstl, H. (Hrsg.). (2005). Kunsttherapie bei psychischen Störungen (1.Aufl.). München: Urban & Fischer.

Stangl, W. (2006). Carl Gustav Jung. Verfügbar unter: http://arbeitsblaetter.stangl-taller.at/Wissenschaftspsychologie/Psychologen/Jung.shtml [05.09.2006].

Steffen, U. (1989). Drachenkampf. Der Mythos vom Bösen (2.Aufl.). Stuttgart: Kreuz Verlag.

Walch, G. M. (2005). Ursprungsgeschichte des Bewusstseins. Erschienen bei: Opus-magnum. Verfügbar unter: http://www.opus-magnum.de/walch/stadien/ [09.08.2006].

Wehr, G. (1990). C. G. Jung und Rudolf Steiner. Konfrontation und Synopse. Zürich: Diogenes Verlag.

Wehr, G. (1993). Selbsterfahrung durch C. G. Jung. Die Entdeckung des eigenen Ich. Augsburg: Pattloch Verlag.

Welmann, A. J. (1992). Verwandlungen im Lebenslauf. Die therapeutische Dimension der Märchen. Schaffhausen: Novalis Verlag.

Wilhelm, R & Jung, C. G. (1996). Geheimnis der Goldenen Blüte (7.Aufl.). Olten: Walter-Verlag.

Wischmann, T. (2005). Der Individuationsprozeß in der analytischen Psychologie C. G. Jungs. Einführung in die Analytische Psychologie C. G. Jungs. Verfügbar unter: http://www.dr-wischmann.privat.t-online.de/jung.htm [09.08.2006].

Zielen, V. (1987). Psychose und Individuationsweg. Fellbach- Oeffingen: Adolf Bonz Verlag.

FSC
www.fsc.org
MIX
Papier | Fördert gute Waldnutzung
FSC® C083411

Kolibri 360 GmbH
Ferdinand-Jühlke-Straße 7
99095 Erfurt, Deutschland
produktsicherheit@kolibri360.de